T0281222

Fortschrittliche Lagerung und Behandlung Schwerverwundeter

Von

Dr. Heinrich Westhues

o. ö. Professor für Chirurgie
Stabsarzt d. R. · Erlangen
Beratender Chirurg einer Heeresgruppe

Zweite verbesserte Auflage

Mit 60 Abbildungen

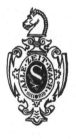

Berlin
Springer-Verlag
1944

ISBN-13:978-3-642-90567-4   e-ISBN-13:978-3-642-92424-8
DOI: 10.1007/978-3-642-92424-8

Alle Rechte, insbesondere das der Uebersetzung
in fremde Sprachen, vorbehalten
Copyright 1943 by Springer-Verlag OHG. in Berlin.

Dem Wehrkreisarzt

Generalstabsarzt Dr. Hornemann

gewidmet

Vorwort zur zweiten Auflage.

Da die erste Auflage wenige Wochen nach ihrem Erscheinen vergriffen war, mußte umgehend die zweite Auflage vorbereitet werden. Trotz dieser kurzen dazwischenliegenden Zeitspanne konnten wesentliche Verbesserungen vorgenommen werden. So wurde z. B. ein Ausbau der *Holzlattengipsverbände* mit freier Knochenlagerung vorgenommen, die auch unter einfachen Arbeitsbedingungen im Felde eine hochwertige Kriegschirurgie *völlig unabhängig von Extensionsbügeln* erstmalig ermöglichen. Überhaupt wurde besonderer Wert darauf gelegt, zu zeigen, daß das Arbeiten unter primitiven äußeren Bedingungen nicht gleichbedeutend ist mit primitiver Kriegschirurgie! Es sei auch nochmals darauf hingewiesen, daß die neuartigen Verbände zum Teil auf den ersten Blick vielleicht etwas kompliziert aussehen, aber nach einer kurzen Zeit der Einarbeitung wird jeder Chirurg feststellen, daß die Methoden, ein gewisses für einen Chirurgen aber selbstverständliches Maß technischen Verständnisses vorausgesetzt, sich rentieren, da man durch sie gerade an die schwierigen Fälle mit genügender Aussicht auf Erfolg herankommen kann und da sie sehr viel Zeit durch die oft mühelose Nachbehandlung einsparen. Mit großer Genugtuung wird der Kriegschirurg feststellen, daß die meisten der neuen Verbände zugleich auch ausgezeichnete *Transportverbände* darstellen; hierauf habe ich ganz besonderen Wert gelegt!

Einige Neuerungen, so z. B. der *Wasserkissengipsverband*, der sich ganz in den Dienst der Decubitusbekämpfung stellt, eilen ihrer Zeit vielleicht etwas voraus, da ihrer baldigen Einbürgerung wohl gewisse Schwierigkeiten (vielleicht auch Vorurteile) im Wege stehen dürften. Doch glaube ich nach meinen bisherigen praktischen Erfahrungen, daß das kleine Wasserkissen für Gipsverbände und auch für sonstige Lagerung im Bett, gerade auch aus Gründen der Rohstoffersparnis, eines Tages die ihm gebührende Rolle in der Kriegschirurgie spielen wird.

Aus Mangel an Zeit und Arbeitsgelegenheit im Felde konnte aber manch weiterer Verbesserungsplan nicht durchgeführt werden. So konnten vor allem Neuerungen auf dem Gebiete der Armchirurgie nicht verarbeitet werden. Da die Korrekturen bereits vor fast $1^1/_2$ Jahren abgeschlossen waren (die Drucklegung wurde durch Kriegsereignisse schwerstens gehemmt), ist es bei der lebhaften Entwicklung der Kriegschirurgie verständlich, daß einige korrigierte Teilabschnitte vorliegender Auflage schon wieder durch weitere technische und theoretische Fortschritte teilweise überholt sind. So verweise ich besonders auf meine Arbeiten: „Kriegschirurgie der Extremitäten ohne Spannbügel" (Zentralblatt für Chirurgie 1944 Nr. 27/28); „Probleme der modernen Knochenlagerung (Bedeutung der Ödeme, des Aufliegedruckes, des Kapillarkreislaufs, der Weichteilruhigstellung) Teil- oder Vollschwebe?" (Münchener medizinische Wochenschrift 1944 Nr. 17/18) und „Zur Behandlung schwieriger Ellenbogengelenksentzündungen mit angrenzenden Weichteilphlegmonen" (Der Chirurg 1944).

Trotzdem hoffe ich, daß die vorliegende Auflage einen merklichen Fortschritt gegenüber der ersten darstellt.

Dem Springer-Verlag gebührt auch dieses Mal besonderer Dank für großzügiges Entgegenkommen bei Änderungen und Neuherstellung zahlreicher Abbildungen.

Im Felde 1944.   **H. Westhues.**

Vorwort zur ersten Auflage.

In vorliegender Arbeit werden die Ergebnisse zahlreicher verstreuter Einzelarbeiten, in denen ich neue Wege für die Lagerung und Behandlung Schwerverwundeter zeigen konnte, nicht nur zusammengefaßt, sondern auch wesentlich erweitert und ergänzt. Vor allem wurde auf eine sorgfältige Anzeigestellung im allgemeinen wie im besonderen Wert gelegt. In Kriegszeiten schien es mir auch wichtig zu sein, neben den technisch ausgebauten Originalmethoden auch auf die Behelfsmethoden und Behelfsschienen gebührend hinzuweisen.

Die Anfänge der Arbeit gehen bereits auf den chinesisch-japanischen Krieg zurück, so daß mir jetzt im ganzen eine $4^1/_2$jährige Erfahrung als Kriegschirurg zur Verfügung steht.

Alle vorgeschlagenen Neuerungen sind in der Not am Krankenbett entstanden und dort auch erprobt. Diese Neuerungen liegen zur Hauptsache auf dem Gebiete der Technik, die zweifellos bisher noch nicht genügend für die Kriegschirurgie ausgewertet wurde (KLAPP). Die Folge davon ist, daß auch heute noch die Indikation zur Amputation — um wenigstens das Leben zu retten — infolge ungenügender technischer Hilfsmittel allzu weitgehend gestellt werden muß.

Die Arbeit befaßt sich ausschließlich mit der Behandlung Schwerverwundeter in geordneten Lazarettbetrieben; sie wendet sich somit besonders an die Chirurgen der Heimat- und Kriegslazarette.

Manche der vorgeschlagenen Behandlungsmethoden sind in ihrer ersten operativen Anlage umständlich und mühevoll; dieser scheinbare Nachteil wird aber reichlich aufgewogen durch die oft verblüffend einfache und sorgenfreie Behandlung in der Folgezeit, selbst in sonst schwierigsten Fällen. Allerdings muß man sich an die neue Behandlungstechnik erst etwas gewöhnen.

Es ist mir eine angenehme Pflicht, dem großzügigen Förderer meiner Arbeit, Herrn Generalstabsarzt Dr. HORNEMANN, meinen aufrichtigen Dank auszusprechen. Mein Dank gebührt des ferneren auch meinen Mitarbeitern in vielen Einzelfragen Herrn Oberarzt Dr. RÜD und Herrn Unterarzt Dr. GÖTZ. Nicht zuletzt bin ich auch dem Springer-Verlag für große Mühegebung bei der Drucklegung zu Dank verpflichtet.

Die Arbeit erhebt keinen Anspruch auf Vollständigkeit und Abgeschlossenheit, vielmehr will sie nur rechtzeitig auf neue Behandlungsmöglichkeiten hinweisen und zur Mitarbeit anregen, damit noch in diesem Kriege die Früchte der Arbeit den Verwundeten zugute kommen können nach dem Motto: „Wer schnell gibt, gibt doppelt." Dieses möge man bei der kritischen Abwägung des Büchleins bedenken.

Erlangen, Dezember 1942.   **H. Westhues.**

Inhaltsverzeichnis.

Allgemeiner Teil.

Inhaltsverzeichnis.

Allgemeiner Teil.

I. Moderne Lagerungsmethoden.

Forderungen an gute Lagerungen.

Die Probleme der Kriegschirurgie liegen heute nicht mehr so sehr auf dem Gebiete der chirurgischen Wundbehandlung als solcher, denn hier herrscht weitgehende Übereinstimmung, die gewöhnlichen Kriegswunden werden nach einheitlichen Gesichtspunkten behandelt. Die *gegenwärtigen Probleme* liegen vielmehr bei der Nachbehandlung, d. h. praktisch auf dem Gebiet der *Lagerung des Verwundeten.* Denn die zweckmäßige Lagerung ist entscheidend für die Heilungsaussichten der Wunden und für den Erfolg der kriegschirurgischen Operationen. Dieses trifft ganz besonders zu für die Beinverletzungen, die nach FRANZ allein schon drei Viertel aller Knochen- und Gelenkschüsse umfassen. In viel stärkerem Maße als bei Armverletzungen liegt der Beinverletzte meistens zwangsläufig auf seinen Wunden, so daß es zur *Stauung* des Wundsekretes und dadurch zur Ausbreitung der Wundinfektion kommt. Der schwere *Körperdruck* belastet einseitig Oberschenkel und Becken, es kommt besonders bei den körperlich und seelisch heruntergekommenen, unbeholfen im Bett liegenden Schwerverwundeten trotz bester Pflege leicht zum Decubitus mit seinen oft tödlichen Folgen. Man kann sogar, was Häufigkeit, Entstehung und Behandlungsschwierigkeit des Decubitus angeht, von einem sehr ernsten *Decubitusproblem* im Kriege sprechen (vgl. S. 5). Ferner überträgt sich, viel stärker als beim Armverletzten, jede Rumpfbewegung auf das verletzte Bein, so daß die notwendige *Ruhigstellung* nur schwer zu erreichen ist. Nicht zuletzt schaffen die im Vergleich zum Arm an sich schon wesentlich ungünstigeren Zirkulationsverhältnisse des Beines schlechte Heilungsbedingungen; diese *Erschwerungen des Blutumlaufs* werden durch die unbeholfene Lage im Bett noch verschärft.

Es ist somit verständlich, wenn im Folgenden die *Beinverletzungen* im Vergleich zu den Armverletzungen einen entsprechend großen Raum beanspruchen.

Eine gute Lagerung muß folgende *Forderungen* erfüllen: 1. Absolute *Ruhigstellung* der Wunden und des verwundeten Körperteiles, um die Infektion zu bannen; 2. ungehemmter *Sekretabfluß,* da jede Stauung zur Ausbreitung der Infektion führt; 3. freie *Zugänglichkeit* sowohl für die oft entscheidend wichtige Beobachtung, als auch für die Wundbehandlung (Verbinden, Wundrevision); 4. zuverlässige *Rentention* der reponierten Schußfraktur;

5. Schmerzfreiheit; 6. Transportfähigkeit, besonders wichtig an der Front.

Die gleichzeitige Erreichung dieser 6 Ziele ist in der Praxis sehr schwierig, da sie sich anscheinend widerstreben. Verbesserungen und Fortschritte der Lagerungstechnik sind aber nur zu erzielen, wenn man zuvor völlige Klarheit über die Leistungsfähigkeit der bisherigen Lagerungsmethoden und die Ursachen ihrer Leistungsgrenzen erlangt hat.

Freie Lagerung. Es bedarf keines Wortes, daß die völlig *freie Lagerung* bei *Schwerverwundeten* (nur um solche handelt es sich in der ganzen folgenden Abhandlung!) nicht in Frage kommt, da sie fast gegen alle obigen Forderungen verstößt.

Schienenlagerung. Nicht ganz so ungünstig wirkt die Schienen-*lagerung*, der besonders die BRAUNsche *Lagerungsschiene* ein großes Betätigungsfeld erobert hat. Die Vorzüge dieser Schiene, die vor allem in der ermöglichten Semiflexionsstellung des Beines beruhen, sind bekannt. Etwas weniger ist man sich vielfach ihrer Fehler bewußt, auf die kurz hingewiesen sei: Entscheidend ist, daß sich die Schiene nicht nach dem verletzten Bein richtet, sondern daß sich umgekehrt *das Bein der Schiene anpassen* muß (KIRSCHNER); denn die BRAUNsche Schiene hat für Knie und Hüfte *starre Gelenkwinkel*. Auch eine Abduktionsmöglichkeit in Höhe des Kniegelenkes fehlt, so daß eine gewünschte *Außenrotation* des Beines nicht erzielt werden kann. Hierauf ist es zurückzuführen, daß nach den Untersuchungen von LOEFFLER die Oberschenkelfrakturen mit einem *Drehfehler* von durchschnittlich 25° ausheilen, und zwar stehen die Beine in Innenrotation. Dieser Drehfehler kommt beim gewöhnlichen Stehen kaum zum Vorschein, da das Hüftgelenk durch Einnahme extremer Außendrehstellung den Fehler oberflächlich ausgleicht. Einige Chirurgen sind der Ansicht, daß diese Rotationsfehler nicht von besonderer Bedeutung seien; in geringem Maße mag das zutreffen, ein Vorteil sind sie aber gewiß auch nicht. Stärkere Rotationsfehler jedoch führen zur Funktionsbehinderung des Hüftgelenks mit allen späteren Folgen im *arthrotischen* Sinne. Ferner gewährleistet die BRAUNsche Schiene für schwere Fälle nicht genügende *Ruhigstellung*. Diese wird noch des weiteren durchbrochen durch die freie Beweglichkeit des *Beckens*, durch *Defäkation*, *Bettrichten* und *Verbandwechsel*. Auch die Semiflexion der Hüfte ist nicht immer ein Vorzug, da sie die Ausbildung von *Senkungsabszessen* zweifellos begünstigt. So konnte WACHSMUTH bei Lagerung auf der BRAUNschen Schiene in 16 % der Fälle Senkungsabszesse feststellen, bei mehr horizontaler Lagerung des Oberschenkels im Gipsverband aber nur in 3,8%. Die Semiflexion sollte man somit, soweit dieses die Fraktur nur einigermaßen gestattet, auf keinen Fall übertreiben; im Gegenteil, die *Horizontallagerung* ist bei Kriegsverletzungen möglichst anzustreben. Sehr wichtig ist der Nachteil, daß bei Wunden an der Beugeseite des Beines das Körpergewicht auf diesen Wunden liegt, so daß es infolge dieses Wunddruckes zur schweren *Behinde-*

rung des Wundsekretabflusses kommt mit allen bösen Folgen für die Ausbreitung der Infektion. .

Durch die an sich sehr wichtigen Verbesserungen der BRAUNschen Schiene durch GOETZE und LOEFFLER, wodurch die nötige Außenrotation des Beines ermöglicht wurde, konnte der Schiene zwar ein weiterer grober Fehler genommen werden, so daß sie vor allem bei der Behandlung von Friedensfrakturen ein sehr wertvolles Instrument wurde, doch bleibt die große Masse der oben angeführten Fehler bestehen.

Des ferneren wies besonders KIRSCHNER darauf hin, daß die BRAUNsche Schiene, vor allem bei hohen Oberschenkelbrüchen, nicht weit genug unter das zentrale Fragment emporgeschoben werden kann bzw. daß sie bei gewaltsamem Hochschieben am Tuber ischii drückt und dort nicht selten sogar einen „typischen" *Decubitus* erzeugt. Die Schiene ist also schwierig der Oberschenkelunterfläche in ganzer Länge anzupassen, was noch durch die Unverstellbarkeit der *Länge* des Schienen-Oberschenkelteiles unterstrichen wird. Diese letzteren Umstände waren es besonders, die KIRSCHNER zur Konstruktion seiner neuen Lagerungsschiene veranlaßten. Die Hauptvorzüge der neuen KIRSCHNER-Schiene bestehen darin, daß Hüft- und Kniegelenk jede gewünschte Winkelstellung einnehmen können, daß der frei tragende und in der Länge verstellbare Oberschenkelteil sich der Unterseite des Oberschenkels bis hoch hinauf zwanglos anlegt. Dagegen berücksichtigt die KIRSCHNER-Schiene insbesondere nicht die Bedürfnisse nach Außenrotation, Horizontallagerung des Beines, Vermeidung des Wunddruckes und der Ruhigstellung des Beckens.

Schienenlagerung und Extension. Einen großen Fortschritt brachte die Kombination von *Schienenlagerung mit Dauerzugbehandlung*, die vor allem der Ruhigstellung, der Frakturstellung und der Schmerzfreiheit zugute kommt. Diese Behandlungsmethode wurde am Ende des vorigen Weltkrieges geradezu als Idealmethode bei Oberschenkelschußfrakturen hingestellt (FRANZ). Leider hat sich diese Begeisterung aber nicht ganz halten können, was bei der Aufdeckung der Mängel weiter nicht verwunderlich ist: Diese bestehen an erster Stelle darin, daß die Ruhigstellung trotz allem in schweren Fällen noch nicht genügt, ebenso nicht die Milderung von Wunddruck- und Sekretstauung. Als Zeichen dieser noch bestehenden Mißstände finden wir vor allem ungenügenden Fieberabfall (WACHSMUTH, BÖHLER).

Zusammenfassend ist somit von jeglicher Schienenlagerung mit und ohne Streckverband zu sagen, daß zwar genügende Durchschnittsleistungen zu erzielen sind, daß sie aber *Spitzenleistungen* nicht gestattet. Somit kehrt man im jetzigen Kriege fast reumütig zum *Gipsverband* zurück (WACHSMUTH, IMENO-VIDAL, BÖHLER u. a.), den man bereits überwunden glaubte (FRANZ). Allerdings hat der Gipsverband, besonders im Verein mit der modernen Drahtextension, große Fortschritte gemacht.

Gipsverband.

Der *Hauptvorzug* des Gipsverbandes besteht in der völligen *Ruhigstellung* der verwundeten und entzündeten Gliedmaße, so daß schlagartig das Wundfieber abfallen kann. Leider ist dieser große Vorzug an viele Bedingungen geknüpft, die im Einzelfall oft nicht erfüllbar sind. Im folgenden sei daher auf die besonderen *Nachteile* des Gipsverbandes, aber auch auf seine *Verbesserungsmöglichkeiten* hingewiesen.

Schon die *Ruhigstellung* im Gipsverband ist nicht immer so ideal, wie es auf den ersten Blick scheint, da sie bei guter (notwendiger!) Polsterung infolge rascher Abmagerung des Schwerverwundeten, infolge Abschwellens der entzündeten Weichteile und vor allem infolge Zusammensinkens der Polsterung oft stark nachläßt. Der Gipsverband wird zu weit, er kann weder die gewünschte Ruhigstellung, noch auch die ursprünglich gute Stellung der Schußfraktur aufrechterhalten. Solche Gipsverbände *täuschen*, denn von *außen* ist alles ruhig, im *Innern* herrscht aber ungestörte und unkontrollierte Bewegung!

Gipsfenster, seine Gefahren und Leistungsgrenzen. Besonders schwerwiegend ist aber die Hemmung des *Sekretabflusses* und die fehlende *Beobachtungsmöglichkeit* des verwundeten Gliedes. Das Einschneiden von sog. *Gipsfenstern* kann diesem Übel wohl etwas abhelfen, aber nur dann, wenn die Fenster groß genug sind. Denn für Beobachtungszwecke genügt es nicht, daß man eine Wunde gerade eben sehen kann; hierzu muß vor allem die nähere Wund*umgebung* zugänglich sein. Bei kleinen Fenstern kann man zwar wohl feststellen, daß eine Wunde schlecht aussieht, daß sie etwa schmierig belegt ist, man kann aber nicht feststellen, was die Ursache des schlechten Aussehens ist. Eine großzügige Behandlung der Wunden und ihrer etwaigen Komplikationen ist erst recht unmöglich. Das genügend *große* Gipsfenster aber stört sofort wieder die Ruhigstellung, die *Frakturwunde sinkt nach unten durch*, die Knochenstellung verschlechtert sich, ganz besonders bei den hohen Oberschenkelschußbrüchen. Berüchtigt ist hierbei vor allem auch das *Fensterödem*, das infolge Behinderung des Paracapillarstromes (SCHADE) zu einer ernsten Störung der Abwehr- und Heilungsvorgänge führt. Trotzdem meinen einige Autoren resigniert, man müsse es in Kauf nehmen (WACHSMUTH). Die Nachteile des großen Fensters kann man in vielen Fällen, soweit es die Wunden gestatten (Vermeidung des Druckes!), durch Einpassen einer entsprechend großen *Filzplatte* und Hochbinden des Ganzen bekämpfen (Abb. 27). Zur Vermeidung der Eiterstauung genügt es bei einfacheren Wunden mitunter, das Wunddrain durch ein *Knopfloch* in der Filzplatte (RÜD) nach außen zu leiten (Abb. 27). Bei jedem Verbandwechsel jedoch muß die Filzplatte losgebunden werden, was der Ruhigstellung der Wunden und der Frakturstellung natürlich wieder abträglich ist. In anderen Fällen kann man die Nachteile des großen Fensters durch Eingipsen einer Drahtextension einigermaßen wieder ausgleichen (WACHSMUTH), sofern die Extension unter stärkerem Zug angelegt wird und sofern das Gipsfenster nicht allzu groß ist. Ist letzteres aber der Fall, so kann selbst nicht einmal ein *starker* Zug das Durchsinken der Schußfraktur, besonders am Oberschenkel, verhindern, abgesehen davon, daß er schwere Weichteildruck-schäden setzen würde. (Weiteres s. S. 12.)

In Erkenntnis obiger Schwierigkeiten und Gefahren versucht man neuerdings die Anwendung des gegensätzlichen Extrems, nämlich des *fensterlosen Gipsverbandes*, zu empfehlen. Diese „amerikanische" oder „spanische" Methode hat auch in Finnland weitgehende Verbreitung gefunden (HANDLOSER). Erwartungsgemäß mehren sich aber bereits die Stimmen, die vor dieser Behandlung warnen, da sie zu katastrophalen Schäden führen kann (WACHSMUTH, IMENO-VIDAL). Diese Methode des „Occlusivverbandes" ist, abgesehen für einen kurzen Transport, nur gestattet, nachdem vorher die Wunden völlig in Ordnung gebracht sind! Die Anzeigestellung ist also ähnlich wie beim LÖHRschen Lebertran-Gipsverband oder wie beim BIERschen Occlusivverband; in solchen Fällen wirkt der fensterlose Gips zweifellos ausgezeichnet. Diese Wunden sind es aber gar nicht mehr, die uns bei der weiteren Behandlung Schwierigkeiten machen, man kann sie so oder so mit gleich gutem Erfolg behandeln. Schwierig sind nur die ausgedehnten Wunden, die noch *nicht* genügend in Ordnung sind oder bei denen Komplikationen befürchtet werden müssen. Die Beseitigung der Nachteile und Gefahren des großen Gipsfensters ist somit in den schweren Fällen weder durch eingelegte Filzplatten, noch durch eingegipste Drahtextension, noch auch durch Anwendung des fensterlosen Gipses ohne neue Schadensetzung durchführbar. Hier müssen durchgreifende Mittel, besonders in Form der „Knochenzangen", zur Anwendung gelangen. (Näheres hierzu S. 25.)

Decubitusproblem. Ein weiterer großer Nachteil des Gipsverbandes, besonders des Beckengipses, ist die *Decubitusgefahr*, auf deren prinzipielle Bedeutung im Kriege bereits auf S. 1 hingewiesen wurde (vgl. auch S. 12). Diese Druckgeschwüre lassen sich nur durch sorgfältige *Polsterung* besonders der vorspringenden Knochenteile und durch zweckmäßige Verteilung des Körpergewichtes im Gipsverband bekämpfen; beiden Erfordernissen ist somit größte Aufmerksamkeit zu schenken. Es sei aber bereits hier zugegeben, daß trotz aller Mühegebung der *Decubitus im Gipsverband vielfach nicht zu vermeiden* ist. Denn im Gegensatz zu Friedenszeiten haben wir im Kriege *abgemagerte* Kranke mit stark vorspringenden, nur von dünner Haut überzogenen Knochenteilen einzugipsen. Dieses trifft ganz besonders für das Becken zu (Abb. 19). Hinzu kommt, daß die körperlich und seelisch entkräfteten Verwundeten unbeholfen und dadurch allzu ruhig in ihrem Gipsverband liegenbleiben, besonders im Bereiche des Beckens. Es ist verständlich, daß infolge dieser *indolenten Dauerlage* auch ein leichter, in gesünderen Tagen ohne weiteres vertragener Dauerdruck zum örtlichen Gewebstod führen kann, ganz besonders auch deshalb, weil die allgemeine *Gewebswiderstandskraft* durch Strapazen und Krankenlager erheblich nachgelassen hat. Dieser letztere Umstand ist meines Erachtens noch schwerwiegender als die starke Abmagerung! Das *Decubitusproblem im Gipsverband* ist wesentlich ernster als dasjenige bei freier Lagerung im Bett, unter anderem auch deshalb, weil der Decubitus im Gips vielfach bei den indolent gewordenen Verwundeten *zu spät entdeckt* wird, so daß es oft in kurzer Zeit zu irreparablen Schäden, zu schweren Phlegmonen der Lumbalgegend kommen kann, die sich sogar nicht selten bis in den retroperitonealen Raum hinein entwickeln. Ganz besonders folgenschwer ist es aber, daß ein Decubitus am Becken meistens rücksichtslos die *Entfernung des ganzen Beckengipses* erfordert, gleichgültig, wie notwendig dieser aus anderen Gründen an sich sein mag. Der Decubitus trägt somit häufig die Schuld am Verluste des Beines, nicht selten auch am Tode des Verwundeten. Das Decubitusproblem im Kriege kann in seiner Schwere *gar nicht überschätzt* werden!

Das Problem: *gepolsterter oder ungepolsterter Gips* ist, wenigstens für den Kriegsgipsverband, restlos und mit Recht zugunsten des ersteren entschieden. Der ungepolsterte Gips wird anfangs infolge entzündlicher Weichteilschwellung leicht zu eng; später wird er infolge Abschwellung und auch Abmagerung des Verwundeten immer zu weit, so daß er seine eigentliche Aufgabe nicht mehr erfüllen kann. Über dieses Thema ist somit kein Wort mehr zu verlieren.

Vermeidung von Druckschäden durch: a) Polsterung. Eine gute, d. h. zweckmäßige *Polsterung* ist auch heute noch eine Kunst; besonders der Beckenpolsterung ist größte Sorgfalt zu widmen, da wir im Gegensatz zu Friedenszeiten fast nur abgemagerte Becken mit stark vorspringenden, nur von dünner Haut überzogenen Knochenteilen einzugipsen haben (Abb. 19). Die genähten Polster nach BÖHLER leisten hier beste Dienste, doch sind sie heute schwieriger zu beschaffen. Es ist besonders darauf zu achten, daß das *Kreuzbein* nicht hauptsächlich oder sogar allein das Beckengewicht zu tragen hat; es werden deshalb zu seiner Entlastung nach dem Vorschlag BÖHLERs links und rechts kleine Extrapolster auf die Gesäßmuskulatur gelegt, so daß der Beckendruck gleichmäßig verteilt wird. Ähnliche Zusatzpolsterungen werden besonders bei hochgradig abgemagerten Verwundeten beiderseits der gratförmig vorspringenden Wirbelsäule angebracht. Besonders leicht und häufig drückt der Gips am Steiß. Man kann dann durch weiteres Ausschneiden des Gipses den *Steiß völlig freilegen* und ihn so belassen oder, noch besser, man gipst das *ausgeschnittene Gipsstück in gesenkter Stellung* wieder fest und füllt den dadurch freigewordenen Hohlraum mit Watte aus. Aber trotz aller Mühegebung bei der Polsterung ist der Decubitus, wie oben schon gesagt, oft *unvermeidbar.* Hier scheint aber das *Wasserkissen* berufen zu sein, durchgreifende Abhilfe zu schaffen:

Wasserkissen-Gipsverband. Im Frieden wie im Kriege sind wir es gewöhnt, Schwerkranke auf ein großes Wasserkissen zu legen. Sobald wir aber denselben Kranken eingipsen müssen, entziehen wir ihm sein Wasserkissen und gefährden ihn dadurch nicht selten lebensgefährlich! Logisch ist diesesHandeln nicht! Gipst man aber ein zweckentsprechendes Wasserkissen mit ein, so ist die Decubitusgefahr praktisch gebannt. Abb. 1 zeigt einWasserkissen, dessen Größenverhältnisse (40 : 40 cm) so abgestimmt sind, daß der ganze hintere Beckenteil mit Einbeziehung der Unter- und Seitenflächen der Trochanteren gestützt werden. Nach oben reicht das

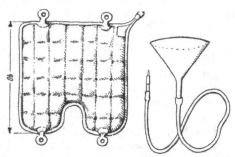

Abb. 1. Kleines Wasserkissen (Seitenlänge 40 cm) für den Wasserkissen-Gipsverband. Das Kissen dient zugleich als Polster für die große Lagerungsschiene und für die gewöhnliche Lagerung von Schwerkranken im Bett. Zusatzskizze: Trichter zum Auffüllen bei liegendem Patienten. Näheres Text. Hersteller: Ulrich-Ulm.

Kissen bis etwa in Brustwarzenhöhe. Für den After ist naturgemäß ein Ausschnitt vorhanden. Das Kissen besitzt 4 Schlaufen, mit denen es (falls nötig) noch nachträglich im fertigen Beckengips etwas zurechtgerückt werden kann. Das Wasserkissen wird in *leerem* Zustande angelegt und erst nach Fertigstellung des Gipses mit Hilfe eines Trichters so weit gefüllt, bis der tastende Finger feststellt, daß der Steiß gerade schwimmt. Hierzu benötigt man 4—5 l Wasser. Der Gummischlauch braucht nicht lang zu sein, da der Wasserdruck im Wasserkissen nur 20 bis höchstens 30 cm Wasser beträgt. Das konisch zulaufende Glasende des Gummischlauchs wird mit einem Stückchen Gummischlauch überzogen (Abb. 1 Zusatzskizze), so daß beim Einstecken in den Auffüllstutzen des Wasserkissens eine völlige Abdichtung entsteht.

Die *Technik* der Anlegung des Wasserkissen-Gipsverbandes ist folgende: Der Rumpf des Kranken wird wie üblich mit einem großen *Trikotschlauch* überzogen und auf die Beckenstütze gelagert. Dann erfolgt die Anlegung des vorher bereits auf einem Tisch zurechtgemachten *Gesamtpolsters*, bestehend aus einer großen Lage geleimter Polsterwatte von etwa 1 cm Dicke, darunter das leere Wasserkissen und darunter wiederum eine zweite große Wattelage von etwa 1 cm Dicke. Dieses Gesamtpolster ist so lang, daß es beim Herumführen um das Becken auf dem Bauche zusammenstößt. Nach Festwickeln des Gesamtpolsters am Rumpf mit Papierbinden erfolgt die Anlegung des Gipses wie üblich. Nach Fertigstellung des Gipses wird der Kranke auf den Bauch gelegt und jetzt exakt das *Afterfenster* ausgeschnitten, welches kopfwärts etwas größer sein soll als der entsprechende Wasserkissenausschnitt, so daß das Wasserkissen an diesem oberen Rande den Gipsrand deutlich etwas überragt. Auf diese Weise erhält man einen besonders weichen Abschluß, der dem ja am meisten gefährdeten Steiß zugute kommt. Nach Umschlagen der überstehenden Trikotschlauchränder erhält man wie üblich den schönen Abschluß der Gipsränder. Der Kranke wird jetzt wieder auf den Rücken gelegt, und abschließend erfolgt die Auffüllung des Kissens (siehe oben). Durch das Auffüllen wird das ganze Becken gehoben und dadurch der Bauch gedrückt. Es darf somit bei der Anlegung der Polsterung ein dickes *Bauchpolster*, das zum Schluß wieder herausgezogen wird, nicht vergessen werden.

Bei der Auffüllung des Kissens entsteht ferner seitlich neben dem Kissen ein toter Raum; es ist daher zweckmäßig, bei der Zurechtmachung des großen Gesamtpolsters beiderseits seitlich neben dem Kissen zwischen der großen inneren und äußeren Watteschicht noch ein etwa 3 cm dickes Sonderpolster einzulegen. Die Aufgabe der großen inneren Watteschicht ist es, das *Schwitzen* des Kranken auf dem Gummi zu vermeiden, ferner etwaige kleine Unebenheiten (Falten?), die an der Oberfläche des Wasserkissens bei der Anmodellierung am Rumpf entstehen können, zu überbrücken. Die große äußere Wattelage soll zur Hauptsache das Wasserkissen vor dem rauhen Gips schützen.

Das Kissen darf selbstverständlich nur mit *warmem* Wasser aufgefüllt werden (Erkältungsgefahr, Hexenschuß).

Erwähnenswert ist der weitere Vorteil, daß der Beckengips späterhin nicht durch Polsterschrumpfung *zu weit* werden kann, er liegt also ein für allemal gleichmäßig an.

Das Wasserkissen ist groß genug (seitliche Längen 40 cm), um auch bei *freier Lagerung im Bett* brauchbar zu sein, es kann also das übliche große Wasserkissen in den meisten Fällen ersetzen. Es ist dasselbe Kissen, das ich auch zur Polsterung in meiner Bein-Becken-Lagerungsschiene benutze. Der Gebrauch des Wasserkissens ist somit vielseitig. Bedenkt man, daß man aus dem Material der üblichen großen Wasserkissen etwa $2^1/_2$ dieser neuen Wasserkissen anfertigen kann, so dürften gerade in materialknappen Kriegszeiten der großzügigeren Herstellung solcher Kissen in Anbetracht ihres umfassenden Aufgabenbereichs keine ernstlichen wirtschaftlichen Schwierigkeiten im Wege stehen.

Auf Besonderheiten des Wasserkissens, so z. B. auf die innere teilweise *Unterkammerung* zur Beseitigung der *Schaukelgefahr*, brauche ich hier nicht einzugehen.

Anzeigestellung zum Gebrauch des Wasserkissens: Selbstverständlich soll nicht jeder Beckengips mit einem Wasserkissen versehen werden! Vielmehr soll das Kissen nur gebraucht werden bei gefährdeten, also *sehr abgemagerten oder sonst geschwächten Kranken,* besonders wenn diese viele Wochen im Gips liegenbleiben müssen (Knieeiterung, Oberschenkelschußbrüche usw.). In diesen Fällen besitzt das Wasserkissen noch den praktisch nicht zu unterschätzenden Vorteil, daß es infolge seiner Größe *zwingt,* den *Rumpfteil des Gipses groß genug* anzulegen! Diese aus Gründen der Ruhigstellung und gleichmäßigen Gewichtsverteilung (S. 9) notwendige Gipsgröße wird zwar in allen Büchern und Aufsätzen gefordert, praktisch wird sie aber erfahrungsgemäß nur selten verwirklicht.

Leistungsgrenzen des Wasserkissengipsverbandes. Ich glaube nicht, daß das Wasserkissen *unter allen Umständen* den Decubitus vermeiden kann. Es gibt derartig heruntergekommene, allgemein und örtlich widerstandslose Kranke, daß ein Durchliegen trotz Wasserkissens denkbar ist, wie z. B. bei Rückenmarksgelähmten.

b) Gewichtsverteilung. Eine gute *Gewichtsverteilung* ist aber nicht nur am Becken bzw. Rumpf erforderlich, sondern ebensosehr auch an den *Extremitäten,* besonders am Bein. Bei großen Gipsfenstern werden die anschließenden Weichteile oft gefährlich belastet, wodurch im übrigen auch das Fensterödem begünstigt wird.

Es ist deshalb wichtig, bei Anlegung eines großzügigen Fenster-gipsverbandes besonders Ferse und Kniekehle ein für allemal und radikal zu entlasten. Dieses geschieht am *Knie* am besten durch Eingipsen eines Tibiadrahtes (Abb. 18). Diese Kniekehlenentlastung kommt besonders auch dem Fibulaköpfchen und dem N. peroneus zugute.

Am Fuße bewährt sich vorzüglich ein *Entlastungsdraht durch den Metatarsus I* (KLAPP), etwa daumenbreit unterhalb des Großzehen-grundgelenkes. Die Durchbohrung erfolgt, zur Schonung wichtiger Sehnen, in schräger Richtung von vorne außen nach hinten innen (Abb. 41 d). Die anfänglichen Bedenken gegen dieses Verfahren haben sich nach einjährigem vielfachen Gebrauch in keinem Falle bestätigt, so daß ich von der ursprünglich bevorzugten Zehen-extension (1. Auflage) jetzt völlig abgekommen bin. Denn der zu-verlässige Schutz der Großzehe gegen Distraktion erfordert viel Aufmerksamkeit und Sorgfalt, während der Metatarsusdraht prak-tisch ohne Aufsicht liegenbleiben kann.

Ferner ist es zur besseren Gewichtsverteilung oft notwendig, zum mindesten ratsam, den *Gipsverband sehr groß* anzulegen. So sollte er bei schweren Oberschenkel- oder Hüftverletzungen bis zur *Achsel-falte* reichen und auch den gesunden Oberschenkel am besten bis zum Knie umfassen (Abb. 30). Neben der *Druckentlastung* gefähr-deter Körperteile wird hierdurch auch eine größere *Ruhigstellung* und bessere *Schmerzfreiheit* erzielt.

Aus dem gleichen Grunde erscheint es auch der Mühe wert, auf das richtige Anlegen von *Haltezügeln* beim Gipsakt, besonders in der Kniekehle, hinzuweisen. Diese Zügel müssen zwischen Haut und Polsterung liegen und nicht, wie vielfach üblich, *über* der Polsterung, da sie in letzterem Fall die Polsterung sehr stark zusammendrücken, so daß trotz Herausziehens des (meistens dünnen!) Haltezügels ein heftiger querer Druck in der *Kniekehle* entsteht. Bestreicht man den Haltezügel (Mullbinde) mit *Salbe*, so ist er hinterher mühelos aus dem Gips herauszuziehen. Neben der zweckmäßigen Druckvertei-lung haben die Haltezügel noch den weiteren Vorteil der Personal-ersparnis und vor allem der exakten unverrückbaren Stellung der Extremität vor und während der Eingipsung. Bei der Aufhängung des Fußes benützt man zweckmäßig eine Mullbindenschlinge um die Großzehe.

Es ist verständlich, daß obige Gipsverbände sehr stabil sein müssen, und daß sie somit ein *großes Gewicht* erreichen und dadurch den Kranken erheblich belästigen können. Es empfiehlt sich daher, dem Gipsverband durch Hochbinden der besonders schweren, oft überhängenden Teile an einem Bettgalgen einen großen Teil seiner *Schwere* zu nehmen. Sehr vorteilhaft ist es daher auch, etwa an-zulegende *Gipsbügel* (Brückengips) absichtlich so groß und stabil zu bauen, daß sie den ganzen Gips tragen können (Abb. 44). Hierdurch werden nicht nur die Wunden (in den Gipsfenstern) vor Druck geschützt und damit vor der gefährlichen Sekretstauung bewahrt, sondern die Wunden sind auch leichter zugänglich für Beobachtungs- und Verbandzwecke, vor allem brauchen die Kranken für die *Defäkation* nicht hochgehoben zu werden. Ideal läßt sich auf diese Weise auch die *offene Wundbehandlung* durchführen.

Die großzügigsten Brückengipse jedoch lassen sich bei Verwendung von kräftigen *Holzlatten* bauen. Da Holz überall zu beschaffen ist, dürfen besonders in Kriegszeiten diese Holzlatten die Aluminium-, Cramer- und sonstigen Gipsverstärkungsschienen allmählich verdrängen, zumal sie leichter zu beschaffen und diesen an Leistungsfähigkeit (Stabilität) weit überlegen sind. Denn selbst Brücken von 1 m Länge können bei richtiger Technik ohne Einbuße der Stabilität leicht hergestellt werden. Eine Hauptbedingung ist aber, daß man die Holzlatten *weit genug im Gips verankert* (Abb. 43a), weil sonst der Gips ausbricht. Für Beingipse sind somit Latten in Längen von etwa 1 m (Innenseite) und 1,5m (Außenseite) bereitzuhalten. Infolge ihrer geradezu verblüffenden Stabilität, die noch durch Gipsumwicklung und Zusammenlegen von mehreren Latten beliebig verstärkt werden kann, stellen die Holzlatten- Gipsverbände ausgezeichnete *Trans-*

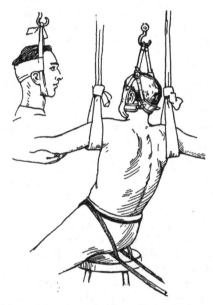

Abb. 2. Haltung des narkotisierten Kranken für Anlegung eines Brustgipsverbandes mit gekrümmtem Rücken und hochgezogenen Schultern (siehe Text).

portverbände dar. Besonders wichtig aber ist, daß die Holzgipsverbände im Verein mit *Extensionsdrähten*, letztere am Holz selbst befestigt, ganz großzügige, neuartige Aufgaben auch unter *primitiven Arbeitsbedingungen* meistern können in Form der *Holzlatten-Gipsverbände mit freier Knochenlagerung*. Näheres hierüber s. S. 24.

Zur Erzielung einer *gleichmäßigen Gewichtsverteilung* ist bei Anlegung eines jeglichen Gipsverbandes darauf zu achten, daß der betreffende Gliedabschnitt, meistens sogar der ganze Körper, möglichst die *Stellung* erhält, die für längeres Liegen im Bett am geeignetsten ist. Hieran ist besonders bei Anlegung eines Gipsverbandes in *Narkose* zu denken. So sollte bei Anlegung eines großen Beckengipses der Kranke nicht in völliger Streckstellung, sondern mit *etwas erhöhtem Oberkörper* auf dem Extensions-Gipstisch gelagert werden. Auch beim Thorax-Abduktionsgips ist darauf zu achten, daß er die für den bettlägerigen Kranken allein angenehme halbliegende, d. h. also die gebeugte Rumpfhaltung, gewährleistet. Dieses Ziel haben wir seit langem am narkotisierten Patienten am leichtesten durch Aufhängung in der *Glissonschlinge* erreicht, was neuerdings auch von HUNDEMER empfohlen wird. In der Glissonschwebe lassen wir den Patienten bewußt etwa 30° nach hinten übersinken und verhindern durch Gurte oder durch Hilfskräfte, daß er nach vorne weggleitet (Abb. 2). Hierbei hängen aber selbst bei rechtwinkliger Abduktion des Armes die Schultern noch herab. Wird in dieser Stellung eingegipst, so schiebt sich im Bett der Thoraxgips zugleich mit der Schulter hoch, Ruhigstellung und Zirkulation werden gestört. Um diesen Vorgang zu mildern, werden wattegefütterte und eingepuderte Gazezügel (RÜD), ähnlich den Leistenzügen beim Beckengips, durch beide Achseln gelegt und mit ihnen beide Schultern mäßig hochgezogen (Abb. 2). Diese Achselzüge dienen für die Achseln gleichzeitig als Dauerpolster, an die der Gips gut angewalkt wird.

Daß bei Eingipsen auf zweckmäßige *Gelenkstellungen* zu achten ist, bedarf eigentlich keines Hinweises. Dennoch kann man häufig feststellen, daß hiergegen gefehlt wird. Besonders bei hüftgelenksnahen Schußfrakturen, bei denen mit einer Versteifung des Hüftgelenkes gerechnet werden muß, ist rechtzeitig eine günstige Gebrauchsstellung anzustreben in leichter Abduktion, mittlerer Rotation (— quere Knieachse frontal gestellt) und in mäßiger Beugestellung. Besonders bei Oberschenkelschaftfrakturen wird die *Außenrotation* vielfach nicht genügend beachtet. Bei der Eingipsung von eitrigen Oberschenkelschußfrakturen ist dem doppelten Behandlungsziel, nämlich der Bekämpfung der Infektion und der guten Frakturstellung, nur schwer gerecht zu werden. Denn ersteres Ziel verlangt mehr *Horizontalstellung* des Oberschenkels, letzteres dagegen mehr die *Semiflexion* in Hüft- und Kniegelenk. Wenn man trotzdem bei Schußfrakturen zweckmäßigerweise mehr an einer mäßigen Semiflexion festhält, so sollte man sich bewußt sein, daß hierdurch Senkungsabszesse offenbar begünstigt werden (vgl. S. 2). In schwierigen Fällen kann man durch Anwendung der *Knochenzangen* (s. S. 25) die Semiflexion mit ihren Gefahren leicht vermeiden. Bei reinen Weichteilverletzungen jedoch und auch bei Knieeiterungen (Resektion) ist aber aus obigen Gründen auf jeden Fall eine fast völlige Beinstreckung, welche bei eintretender Knieversteifung ja sowieso anzustreben ist, zu bevorzugen.

Extensionsgipsverband: Leistungsgrenzen und Gefahren. Auf die großen Vorzüge der Kombination von *Gipsverband und Extension* wurde bereits früher hingewiesen. Hier ist allerdings nicht die freie Extension im Gipsverband gemeint, wie sie gegen Ende des ersten Weltkrieges vielfach geübt wurde. Diese Extension ist technisch weitgehend unmöglich, da zirkulärer Gips und Extension gegensätzlich wirken: „Denn wenn der Gipsverband wirklich fixiert, so ist eine Extension unmöglich oder sie führt zum Druck, namentlich an den Kondylen" (FRANZ). Die Kombination in dieser Art hat

sich im ersten Weltkrieg nicht bewährt (ANGERER). Eine Dauer-
zugwirkung im Gipsverband ist natürlich auch nicht zu erreichen
durch Eingipsen etwa einer Oberschenkelfraktur mitsamt der Extension unter starkem Zug und durch gleichzeitiges energisches
Anmodellieren des Gipses am Trochanter und am Becken. Sofern
hier an den vorspringenden Knochenteilen durch Anwalken des
Gipses ein genügender Gegenhalt erzwungen wird, wird zwangsläufig bei stärkerem Zug eine *Druckstelle* entstehen müssen. Am
ehesten ist der notwendige Gegenzug noch durch Eingipsen gut
gepolsterter Leistenzügel zu erreichen. In Wirklichkeit sind aber
die meisten Extensionsgipsverbände, sofern der Extensionsdraht
nicht unter sehr starkem Zug eingegipst wurde, gar *keine wahren
Extensionsverbände*. Denn nach einer gewissen Anpassungszeit für
Weichteile und Polsterung tritt ein Ausgleich der Kräfte ein, die
Zugwirkung erlischt. Dennoch genügen für die Praxis derartige
Verbände in vielen Fällen, da der eingegipste Extensionsdraht an
erster Stelle die *sekundäre Verkürzung* durch Weichteilschrumpfung
verhüten soll (WACHSMUTH). Bei der Anlegung dieser Art von
Extensionsgipsverbänden kommen also nur mäßige Zugkräfte in
Frage. Will oder muß man aber bei *starker* Zugwirkung eingipsen,
so kann nur der Doppeldraht-Gipsverband (ähnlich dem Distrak-
tionsgipsverband nach KLAPP) dieser Aufgabe gerecht werden, da
in ihm keinerlei Weichteile gedrückt werden können. Die Gefahren
des starken Zuges sind auf S. 13 eingehend dargelegt worden. Aber
auch bei diesem Verband muß man sich darüber im klaren sein,
daß er nach Fertigstellung nur mehr den *passiven* Teil der Exten-
tionsaufgabe (Verhütung der sekundären Verkürzung) erfüllen kann;
er kann also nur die einmal erreichte Stellung aufrechterhalten.
Einen *aktiven* Dauerzug im Gipsverband kann man jedoch dadurch
erreichen, daß der Gipsverband mit einbezogenem Extensionsdraht
am Fußende hoch gelagert wird, am einfachsten durch *Hochstellen
des unteren Bettendes*. Der Kranke sinkt hierbei kopfwärts aus dem
im Beckenteil nicht zu eng anmodellierten Gipsverband heraus, so
daß durch die Körperschwere die Extension wirksam gestaltet wird.
Aber auch so ist der Zug nur mäßig wirksam, da er durch das mehr
oder weniger gute Festliegen des Körpers im Gips weitgehend ab-
gebremst wird. Diese Form der Extension ist somit nur in *leichten*
Fällen brauchbar, sie kann die freie Extension (ohne Gips) nicht in
jedem Falle ersetzen. Für diese Fälle, wo *volle Extensionswirkung*
gleichzeitig mit den Vorzügen des Gipsverbandes gefordert werden
muß, kommt der Gebrauch der Bein-Beckenlagerungsschiene mit
Extension in Betracht (Näheres s. S. 16).

Bei der Hochstellung des Fußbettendes ist zu beachten, daß es
hierdurch (wie ja beabsichtigt) zu einer Verschiebung des Beckens
im Gips kommt. Diese Verschiebung kann trotz bester primärer Anpassung des Gipsverbandes leicht zu unliebsamen Druckerscheinun-
gen, zum Decubitus führen, die der Aufmerksamkeit leicht entgehen
können. Diese *sekundäre Decubitusgefahr* ist besonders groß bei un-

seren durch das längere Krankenlager erheblich abgemagerten Soldaten mit ihren am Becken überall stark vorspringenden Knochenteilen!
Ein Hauptnachteil des Extensionsgipsverbandes, auch des
Doppeldraht-Extensionsgipsverbandes, besteht aber darin, daß er
trotz der Extension nicht in der Lage ist, bei *großen,* stärker infizierten Frakturwunden eine gute Ruhigstellung bei ebenso guter
Zugänglichkeit zu gewährleisten. Denn wie oben (S. 4) schon
erwähnt, sinkt die Frakturwunde bei großem Gipsfenster trotz der
Extension nach unten durch. Dieses könnte durch eine *sehr starke*
Extension in vielen Fällen (nicht aber z. B. bei den hohen Oberschenkelschußfrakturen!) verhütet werden. Ein solcher starker Zug
ist aber für die Frakturheilung als solche sehr schädlich, begünstigt
doch sogar eine wesentlich schwächere Dauerextension erheblich
die *Pseudarthrosenbildung!* Man sollte nie vergessen, daß viele
Schußfrakturen mehr oder weniger ausgesprochene *Defektbrüche* sind!
Viele Autoren (Böhler) sind mit Recht der Ansicht, daß im Kriege
zu häufig, vor allem aber *zu stark extendiert* wird, da hierauf die
Hauptursache für die starke Zunahme der Pseudarthrosen zurückzuführen ist. Der *zu starke Zug ist genau so gefährlich wie die radikale
Entsplitterung der Schußfraktur!* Es ist besser, eine Schußfraktur
mit einer mäßigen oder sogar stärkeren Verkürzung ausheilen, als
sie pseudarthrotisch werden zu lassen! Bei nicht zu großem Gipsfenster, also bei *mittelschweren Fällen,* stellt die gleichzeitige Anwendung einer mäßigen Extension trotzdem einen wesentlichen
Fortschritt dar, sofern es sich nicht um einen Defektschußbruch
handelt. Aber auch bei den Schußfrakturen mit *ausgedehnten schwierigen Wundverhältnissen,* die ein sehr großes Gipsfenster erfordern, kann eine entsprechend *starke* Extension ebenfalls von teil-
weisem Nutzen sein, sofern sie nur für kurze Zeit angewendet
werden muß, also hauptsächlich für einen kürzeren *Transport.*
Bei *lang dauernder stationärer Behandlung* jedoch kann der Ex-
tensionsgips in den schwierigen Fällen der ganzen Schwere des
Lagerungs- und Behandlungsproblems nicht gerecht werden.
    Die zur Pseudarthrosenbildung führende *Distraktion* wird im
gewöhnlichen Gipsverband nicht selten allein durch die *Eigenschwere der gebrochenen Gliedmaße* herbeigeführt. Dieses wird vor
allem gerne bei Oberarmschußfrakturen vergessen, wo infolge des
heute vielfach gebräuchlichen Abduktionsgipses in nur *halber* Abduktion das herabhängende periphere Fragment durch seine Eigenschwere zur Distraktion der Fraktur führt. Abgesehen davon, daß
man bei solchen Oberarmverletzungen den Arm zweckmäßiger in
rechtwinklige Abduktionsstellung bei einer Anteduktion von etwa 45°
bringt, muß man in solchen, besonders aber in den veralteten Fällen
dafür sorgen, daß das Gewicht des herabhängenden Gliedabschnittes
die Frakturheilung im obigen Sinne nicht stören kann. Dies geschieht durch *Stauchung* der Fraktur unter Eingipsung eines Olecran-
onextensionsdrahtes (Kugeldraht!), durch den Weichteildruck-
schäden vermieden werden (Abb. 55). Näheres s. S. 95.

Eine fortschrittliche Entwicklungsstufe des Extensionsgipsverbandes stellt der *Eisenstab-Extensionsgipsverband nach* RÜCKERT dar. Es handelt sich um Doppeldraht-Gipsextensionsverbände, bei denen das Wundgebiet selbst frei bleibt und nur die benachbarten gesunden Gliedabschnitte eingegipst werden. Der verletzte Gliedabschnitt wird durch 8 mm dicke Eisenstangen überbrückt. Die Befestigung der Extensionsdrähte erfolgt ohne Spannbügel in den angrenzenden Gipsabschnitten, z. T. auch mit Hilfe von Extensionsbügeln außerhalb des Gipses. Um das Durchsinken der Frakturwunde zu vermeiden, werden 2 Eisenstäbe wie eine Leerschiene bewickelt. Dieser Verband sichert also gute Ruhigstellung bei genügender Zugänglichkeit. Seine *Leistungsgrenzen* in den schweren Fällen sind aber in folgendem begründet: In den schweren Fällen wird die *Zugänglichkeit* der Wunden für Revisionszwecke durch die breite Bindenbewicklung im Sinne der Leerschiene behindert; die Entfernung der Bindenwicklung stört andererseits sehr die *Wundruhe*. Der Verband bietet nicht die glänzenden Vorzüge der freien Knochenlagerung, wie sie z. B. in dem KLAPPschen Distraktionsapparat gegeben ist. Diese in einzelnen schwierigen Fällen aber notwendige freie Knochenlagerung ist deshalb nicht zu erzielen, weil RÜCKERT mit seinen Haltedrähten in Fällen mit ausgedehnten Wunden nicht *nahe genug an die Frakturstelle* herankommen kann, da die Drähte an den Gips gebunden sind, welcher seinerseits aber den ganzen kranken Körperteil freilassen muß. RÜCKERT könnte in solchen schweren Fällen mit den Stützdrähten nur dann an die Verletzungsstelle (*dort* muß die wirksame Knochenlagerung angreifen!) herankommen, wenn er die Drähte an den Eisenstäben unter genügender Spannung befestigen könnte, was technisch aber nicht gut möglich ist. Oder aber er müßte diese Drahtbefestigung mit Hilfe von Spannbügeln an den Eisenstäben befestigen. Dieses scheitert im Felde aber vielfach daran, daß die Bügel nicht in genügender Zahl vorhanden sind bzw. daß sie nicht durch den Abtransport verlorengehen dürfen.

Obige Schwierigkeiten aber überwindet der *Holzlatten-Gipsverband mit freier Knochenlagerung*. Dieser Verband hat folgende Vorzüge: Er ist äußerst *stabil* und stellt somit einen guten *Transportverband* dar. Die verletzte Extremität liegt ohne stützende Bindenumwicklung im Sinne einer Leerschiene absolut *ruhig* bei vollster *Zugänglichkeit*. Der Verband benötigt keinerlei Spannbügel, sondern nur Holzlatten, Extensionsdrähte und kleine Metallscheibchen; er ist also für *einfache Frontbedingungen* besonders geeignet (vgl. S. 24; Einzelheiten s. Kapitel Knie, Unterschenkel und Fuß mit den Abb. 43, 48 und 50).

Ein wirtschaftlicher Nachteil des Extensionsgipsverbandes besteht vielfach darin, daß die kostbaren Extensionsbügel nicht selten wochenlang liegenbleiben müssen und durch Abtransport der Kranken oft sogar verlorengehen. Es gibt viele Methoden des Bügelersatzes durch Aufsetzen von Halteschrauben usw. Auf die denkbar einfachste Methode habe ich bereits früher hingewiesen[1]: Das Prinzip der seitdem vervollkommneten Methode besteht darin, daß ein Extensionsdraht, durch ein *genau* entsprechendes Loch

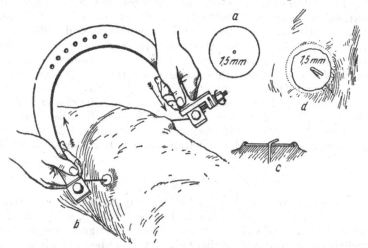

Abb. 3. Fixierung des Extensionsdrahtes im Gipsverband mit Hilfe exakt passender, durchlochter Metallscheiben (½ nat. Größe) bei völliger Aufrechterhaltung der ursprünglichen Drahtspannung (siehe Text). Hersteller der Metallscheiben: Kleinknecht-Erlangen. Weitere Verbesserungen siehe S. 76 u. Abb. 43 und besonders: Westhues, Kriegschirurgie der Extremitäten ohne Spannbügel. Zbl. f. Chir. 1944, H. 27/28.

einer mittelgroßen *Metallplatte* hindurchgeführt und abgebogen, unverrückbar festsitzt, sofern die Metallplatte eine breite Auflage besitzt und dadurch am Kanten verhindert wird (Abb. 3). Ein kleiner Nachteil im Gebrauch bestand bisher darin, daß die Spannbügel vor Umbiegen der Drähte abgenommen werden mußten, so daß die stark gespannten Drähte diesen kurzen Augenblick benutzen konnten, um etwas im Gips zu rutschen und dadurch nachzugeben. Das Umbiegen der Drähte erfolgt aber heute bei liegendem Spannbügel derart, daß man mit zwei Händen den Bügel faßt und ihn an seinen beiden Enden in entgegengesetzter Richtung schiebt oder zieht (Abb. 3). Wenn jetzt *zugleich* ein Helfer die Spannungsvorrichtung zurückschraubt, so kann der Draht, ohne seine Spannung zu verlieren, abgebogen werden. Durch rechtzeitige kleine *Hammerschläge* gegen die Austrittstellen des Drahtes kann seine dortige Knickbildung wirksam gefördert werden. Hierbei genügt es völlig, den Draht zunächst nur teilweise abzubiegen, soweit das Nachgeben der Drahtspannungsvorrichtung dieses gestattet, da bei *genauem* Passen von Draht und Loch in der Metallscheibe schon eine leichte Knickung den Draht festhält. Nach Abnahme des Bügels kann man nachträglich die Drahtenden *völlig* zurückbiegen und abschneiden. Wie schon angedeutet, ist es für

---

[1] WESTHUES: „Über Bombenverletzungen. Erfahrungen aus dem chinesisch-japanischen Kriege". Zbl. Chir. 1939, Nr. 44.

das Funktionieren der Metallplättchen wichtig, daß man ihnen eine
breite feste Auflagefläche am Gips durch gutes Anmodellieren ver-
schafft (Abb. 3, Zusatzskizzen). (Natürlich darf man nicht vergessen, die Metallplatten bereits *vor* Anlegen der Spannbügel auf
den Extensionsdraht zu schieben!) Diese Methode der Extensions-
sicherung im Gipsverband ist einfach, zuverlässig und billig.

Über das Anlegen von Extensionsgipsverbänden unter einfachsten Arbeitsbedingungen *ohne jegliche Anwendung von Extensionsbügeln* siehe WESTHUES: Kriegschirurgie der Extremitäten
ohne Spannbügel, Holzlattengipsverbände (Zbl. Chir. 1944 H. 27/28).

Ein großes Problem stellt das *Gleiten* des Gipsverbandes am
Brustkorb dar, besonders dann, wenn die kranke Schulter und der
angrenzende Oberarm völlig frei gelassen werden müssen. Vor-
schläge zur Beseitigung des Gleitens siehe speziellen Teil S. 90.

Bein-Beckenlagerungsschiene

Trotz aller kleinen und großen Verbesserungen bleiben dem Gipsverband nach wie vor einige schwere Fehler anhaften, die im Einzelfall entscheidend sein können. So genügen selbst große Fenster der
Übersichtlichkeit und Zugänglichkeit der Wunden oft nicht. Als
wichtigstes Erschwernis kommt hinzu, daß häufig ein kunstgerechter
Gipsverband überhaupt nicht angelegt werden kann, so wünschens-

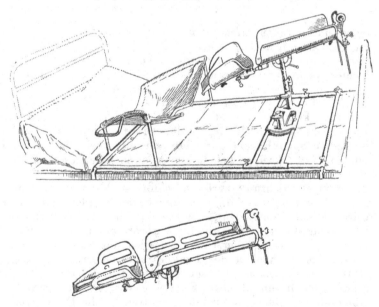

Abb. 4. Bein-Becken-Lagerungsschiene. Das Wesentliche ist, daß Becken und Bein durch ein
stabiles Rahmengestell zu einem in sich geschlossenen Ganzen zusammengefaßt sind. Zusatzskizze:
Reichliche Durchlochung der Schiene gewährt neuerdings das Durchleiten von Wunddrains, vgl. Abb. 31b.
Hersteller: Ulrich-Ulm.

wert er im Einzelfall an sich auch sein mag. So ist z. B. ein Bein-Beckengipsverband nicht anlegbar bei schweren Knochen- oder Gelenkverletzungen mit ausgedehnten benachbarten und entfernteren Weichteilwunden, oder mit decubitalen Prozessen am Beckenrücken, oder bei gleichzeitigen zahlreichen Steckschüssen in der näheren und weiteren Umgebung, deren Vereiterung befürchtet werden muß. Für solche Fälle benötigt man eine Lagerungsschiene, die alle Vorteile des Gipsverbandes bietet, aber nicht mit dessen

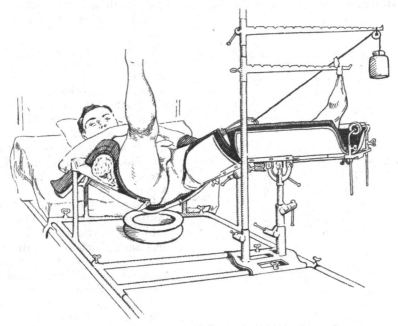

Abb 5 zeigt die Beckenlagerung mit der neuartigen Polsterungstechnik. Die Beckentrage paßt für dicke und dünne Patienten.

Nachteilen behaftet ist. Diese Ansprüche scheint meine *Oberschenkellagerungsschiene* (Abb. 4) in vollem Maße erfüllen zu können. Diese Schiene, ursprünglich und hauptsächlich der Behandlung von Friedens-Oberschenkelbrüchen dienend, hat besonders in der Kriegschirurgie gegenüber allen anderen Lagerungsschienen den wichtigen Vorteil, daß sie auch das *Becken mit ruhigstellt*, was bei schweren (infizierten!) Knie-Hüftgelenkverletzungen und Oberschenkelfrakturen von entscheidender Wichtigkeit ist. Diese Ruhigstellung des Beckens wurde dadurch erreicht, daß eine für das Becken gesonderte Lagerungsschwebe mit der eigentlichen Beinschiene durch einen stabilen Metallrahmen in festen Zusammenhang gebracht wurde, so daß beide ein in sich geschlossenes starres, aber dennoch gegeneinander verschiebliches Ganzes bilden.Die Schiene kann somit in dieser Hinsicht dieselben Aufgaben erfüllen wie ein Beckengipsverband; sie stellt gleichsam einen *schalenförmig aufgeschnittenen Gipsverband* dar (Abb. 31). Darüber hinaus ist sie aber dem Beckengips in manchen Punkten überlegen: Im Gipsverband wird nur im Anfang der Körper fest umfaßt und ruhig gehalten, später jedoch wird er infolge Abmagerung des Schwerverwundeten, infolge Abschwellung der entzündeten Weichteile und nicht zuletzt infolge Zusammensinkens der Polsterung, zu weit; er muß daher meistens nach geraumer Zeit erneuert werden, da er seine Funktion nicht mehr erfüllen kann. Die Lagerungsschiene jedoch paßt sich laufend dem Kranken in all seinen Teilen

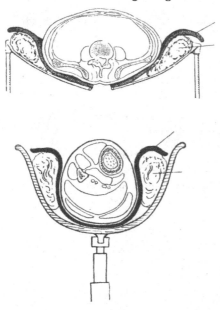

an. Dieses ist erreicht durch ein neuartiges *Polsterungsprinzip:* Die eigentliche Polsterung, im Normalfall eine etwa 2 cm dicke, weiche Filzmatte (neuerdings hauptsächlich durch ein kleines Wasserkissen; Abb. 1), wird durch seitliches Einschieben von Zusatzpolstern (Zellstoff) zwischen Filzmatte und Bekkenschwebe bzw. Beinschalen eng an den Körper zum Anliegen gebracht (Abb. 5 und 6). Die Schiene paßt somit auch gleich gut für dicke und für dünne Patienten; laufend ausgeführte Korrekturen der Polsterung sorgen für einen gleichmäßig guten Sitz der Schiene. In der Kriegschirurgie und in Sonderfällen kann an Stelle des Filzes auch Watte oder *Zellstoff*, mit einem Gazeschleier überdeckt, als Polsterungsmaterial verwendet werden (bei stark sezernierenden Wunden im Bereiche des Rückens, so z. B. beim Decubitus, vgl. S. 55). Bei sehr herabgekommenen und abgemagerten Kranken hat sich eine etwa 5 cm dicke *Faktisplatte*, in welche für die am stärksten vorragenden Teile des Kreuzbeines und der Trochanteren muldenförmige Vertiefungen eingeschnitten sind, bewährt. Natürlich werden Gummi- und Filzpolster mit einem Stoffbezug versehen.

Abb. 6. Querschnitte durch Bein und Becken zeigen das neue Polsterungsprinzip. Neuerdings werden zur Polsterung des Beckens kleine Wasserkissen (Ab. 1) mit eingebaut).

Ein weiterer Vorzug gegenüber dem Gipsverband besteht in der bequemen Anbringungsmöglichkeit einer voll wirksamen *Drahtextension*, da die großen Beinschalen genügend Platz für normale Extensionsbügel bieten.

Für die Durchführung der Extension oder von Gegen- und Entlastungszügen aller Art dienen mehrere lange und kurze *Querarme*

eines sehr *stabilen Mastes* (Abb. 11), der mit der Beinschiene auf
einem gemeinsamen Schlitten angebracht ist. Der *längste Querarm*,
hauptsächlich für die Anbringung der Extensionsvorrichtung des
Oberschenkels gedacht, ist mit einer kräftigen Knebelschraube am
Hauptmast befestigt, so daß auch starker seitlicher Zug ausgehalten
wird.

Sowohl der ausziehbare Stützmast für die Beinschalen als auch
der Extensionsmast sind unten gleich dick, sie sind also nach Bedarf
gegeneinander *austauschbar;* die gleichsinnige Verwendungsmöglichkeit der Schiene für *beide Beine* ist
dadurch erreicht.

Durch obige Anbringung der Extension ist die Gesamtschiene *völlig
unabhängig* von irgendwelchen Exten-
sionsständern oder Galgen. Hierdurch
bleibt das ganze Krankenbett nicht
nur voll transportfähig, sondern es
stehen auch keine lästigen Apparate
um das Bett herum, die sich auf jeden
Stoß hin verschieben und dabei dem
Kranken Schmerzen bereiten können.
Diese *jederzeitige Transportierbarkeit*

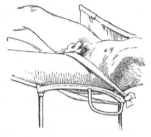

Abb. 7. Zwanglose Anbringung eines
Leistengegenzuges.

des Gesamtbettes ist wichtig für den schnellen Transport in den
Luftschutzkeller oder auch für Liegekuren im Freien.

Ist der Extensionszug am Oberschenkel so stark, daß ein Fuß-
wärtsgleiten des ganzen Kranken befürchtet werden muß, so kann
dieses durch Hochstellen des Bettfußendes leicht beseitigt werden;
oder aber es werden *Leistenzüge* (evtl. doppelseitige) angebracht, die
um die ganze Hüft-Beckenhälfte herumgehen und am Stativ der
Beckentrage befestigt werden (Abb. 7). Als Leistenzügel bewähren
sich zusammengerollte und vernähte Filzstreifen mit zentraler
dicker Schnur. Das Ganze wird aus Sauberkeitsgründen mit einer
Trikotschlauchbinde überzogen. Der Gegenzug erfolgt aber nur
an der Hanfschnur!

Über die verschiedenen extremen *Stellungsmöglichkeiten* der
Schiene orientieren die Skizzen der Abb. 8 und 9 zur Genüge. Eine
Horizontallagerung des Oberschenkels bei gleichzeitiger Semiflexion
des Beines im Kniegelenk ist mit keiner sonstigen Lagerungsschiene
zu erreichen. Diese Beinstellung ist aber in der Kriegschirurgie
bei manchen Oberschenkelschußfrakturen mit schweren Weichteil-
eiterungen zur Vermeidung von Senkungsabszessen sehr erwünscht
(MATTI, MAGNUS, WUSTMANN). Ähnlich bedeutungsvoll ist auch die
Horizontallagerungsmöglichkeit des *ganzen* Beines. Besonders hinzuweisen ist auch auf die *seitliche Abknickungsmöglichkeit* der
Schiene im Kniegelenk; sie beträgt bis zu 45° und genügt somit
allen praktischen Anforderungen (Abb. 9). Die Lagerung des
Beines in jeder gewünschten Außenrotation ist also voll gewährleistet. Diese seitliche Beweglichkeit im Kniegelenk wurde durch

2*

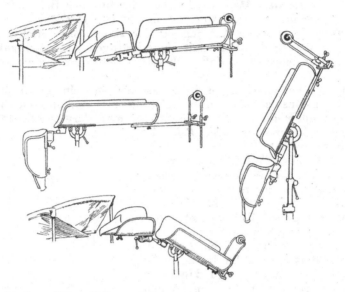

Abb. 8 zeigt die verschiedenen Stellungsmöglichkeiten der Schiene. Es wird besonders auf die Möglichkeit der Horizontallagerung des ganzen Beines oder des Oberschenkels bei herabhängendem Unterschenkel hingewiesen.

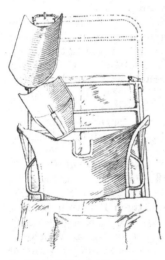

Abb. 9. Schiene bei Semiflexion und Abduktion des außen rotierten Oberschenkels. Stärkste seitliche Abwinklungsmöglichkeit der Schiene im Kniegelenk: 45°.

ein *Kugelgelenk* erreicht. [Nach demselben Prinzip wie die KIRSCHNER-Schiene ist die freitragende Oberschenkelschale bis hoch unter den Oberschenkel hinaufführbar, ohne daß sie seitlich durch vorspringende Körperteile hieran gehindert wird. Die ausziehbare Oberschenkelschale paßt sich in ihrer *Länge* dem jeweiligen Bein genau an. Da die Beinschalen aus Aluminium sind, behindern sie *Röntgenkontrollen* nur wenig. Gegenüber allen anderen heutigen Schienen hat die Bein-Beckenschiene den nicht zu verachtenden Vorteil, daß sie auch das Problem der unbehinderten *Defäkation* gelöst hat. Durch das Anheben des Beckens bei der Defäkation wird nicht nur die Ruhigstellung der infizierten Fraktur in sehr unerwünschter Weise durchbrochen, sondern es werden auch häufig hierbei so starke Schmerzen ausgelöst, daß viele Verwundete den Stuhlgang tagelang unterdrücken. Andere heben bei der Defäkation die Schiene (besonders die BRAUNsche Schiene) mit ihren Händen hoch und legen ihr Ende auf den Rand des Stechbeckens, um allzu grobe schmerzhafte Verschiebungen der Fraktur zu vermeiden. Wenn viele Ärzte diese subjektive Schwierigkeit als gering erachten, so liegt das zum großen Teil daran, daß sie bei der Defäkation wohl selten zugegen sind bzw. daß sie dieses Problem am eigenen Leibe noch nicht erlebt haben.

Endlich ist die Lagerungsschiene dem Gipsverband auch dadurch überlegen, daß sie *gute Beobachtungsmöglichkeit* und *freie Zugänglichkeit* für *Verbandwechsel* oder sogar *Wundrevision* ermöglicht, ohne daß sie hierbei entfernt werden müßte (Abb. 31, Zusatzskizze).

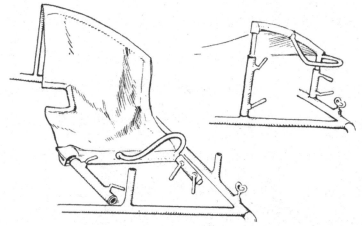

Abb. 10. Schiene mit einseitig umlegbarer Beckentrage zur Erleichterung schwieriger Beckenverbände (vgl. Abb.26).

Umlegbare Beckentrage. Um den Verbandwechsel bei schwierigen Hüft- und Beckenwunden (einschließlich Decubitus) einfach und für den Kranken möglichst schonend zu gestalten, ist die Beckentrage bei einem Teil der Schienen (Kriegsschienen) auf einer Seite (auch doppelseitig) umlegbar konstruiert (Abb. 10). Dieses wird durch eine verschiebbare Metallhülse erreicht, wie die Skizzen in Abb. 10 deutlich erkennen lassen. Die Verwendung der *umlegbaren Beckentrage* bewährt sich in idealer Weise bei gleichzeitig liegender Halbschwebe des Beckens, welche durch das Umlegen der Beckentrage beim Verbinden vorübergehend in eine Vollschwebe verwandelt wird (Abb. 26).

Lagerung und Behandlung des gesunden Beines. Die Wirkungsweise der Schiene im Sinne eines großen Bein-Beckengipsverbandes ist noch dadurch erhöht worden, daß auch der *Lagerung des gesunden Beines* besondere Aufmerksamkeit geschenkt wurde. Abb. 11 zeigt ein einfaches Drahtgestell, welches, dem Rahmengestell teilweise durch Schrauben fest aufgelegt, dem gesunden Bein eine ähnliche Entspannungslage gestattet wie dem kranken Bein. Diese Entspannungslage des gesunden Beines kommt der Entspannung des ganzen Körpers und damit auch derjenigen des kranken Beines zugute, die Folge da-

von ist erhöhte Ruhigstellung. Damit das gesunde Bein genügend
Bewegungsmöglichkeit für zwangloses beliebiges Lagern behält, ist
das mit Zellstoff oder Kissen reichlich gepolsterte Lagerungsgestell
besonders breit gehalten, die Tragfläche außerdem etwas ausge-
kehlt. Trotz dieser an sich guten Bewegungsmöglichkeit des gesunden
Beines lassen die Schwerverwundeten dieses Bein meistens Woche
um Woche ruhig liegen, sie bewegen es spontan nicht. Das Bein
gerät hierbei in *starke Außendrehstellung*, welche nach kurzer Zeit,

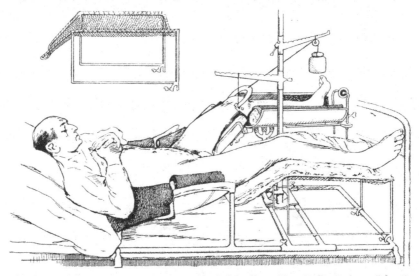

Abb. 11 zeigt besonders die Lagerung des gesunden Beines. Zusatzskizze: Breites Drahtgestell für die
Lagerung des gesunden Beines. Die Tragfläche ist durchhängend zur besonders bequemen Lagerung
des Beines.

besonders bei Bewegungen, recht schmerzhaft wird. Diese übermäßige
Außenrotation kann durch leichtes Hochbinden des Vorderfußes
mittels einer Mastisol-Trikotbinde bekämpft werden. Bewährt hat
sich auch ein nach medial oben ziehender Seitenzug am reichlich
mit Watte umwickelten Kniegelenk. Besonders empfiehlt es sich
aber, bei jedem Verbandwechsel, vor allem wenn dieser in Narkose
vorgenommen werden muß, das ganze Bein ausgiebig zu bewegen.

Im Gegensatz zu fast allen anderen Schienen wird ihre Befestigung am Bett nicht durch Schrauben oder Ähnliches vorgenommen, sondern nur durch Lagerung mittels sehr schonend wirken-
der *Greifklauen*. Diese Greifklauen sind ausziehbar und öffnen sich
nach unten zunehmend; die Schiene paßt somit *für breite und für
schmale Betten mit breiten und schmalen Bordkanten* gleichermaßen.
Obwohl somit an keiner Stelle am Bett geschraubt wird, liegt die
Schiene dennoch *sehr fest*. Das Bett erleidet *keinerlei Beschädigung*.

Behelfslagerungsschiene. In Kriegszeiten ist es notwendig, neben
der Originalschiene, deren Beschaffung nicht immer ganz einfach

sein wird, noch auf eine *Behelfsschiene* hinzuweisen, wie sie in Abb. 12 dargestellt ist. Hier ist die selbstverfertigte Beckentrage auf einem großen starken Brett aufgeschraubt, auf dem auch die Beinschiene, z. B. eine KIRSCHNER-Schiene oder eine GEBHARD-Schiene mit Hilfe von Holzzwingen fest montiert wird. Alle Maße sind aus der Zeichnung zu ersehen. Besondere Sorgfalt ist auf die Beckentrage zu verwenden, die auf keinen Fall zu schmal und zu tief durchhängend sein darf! Die Verwendung der Behelfsschiene erfordert aber wesentlich mehr Mühe als die der Originalschiene.

Zusammengefaßt bestehen die Vorzüge der neuen Schiene teils

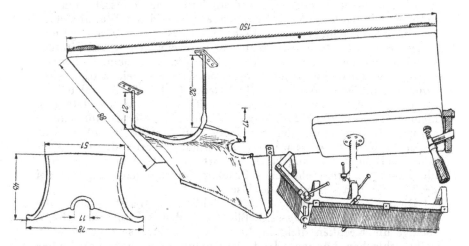

Abb. 12. Improvisierte Bein-Beckenlagerungsschiene, falls die Originalschiene im Kriege nicht erhältlich. Beckentrage und Beinschiene sind auf einem starken gemeinsamen Brett montiert. Maße in Zentimetern eingezeichnet.

gegenüber dem Gipsverband, teils gegenüber sonstigen gebräuchlichen Schienen in folgendem:

1. Die Schiene stellt Bein und Becken gleichmäßig still, sie gleicht in ihrer Wirkungsweise einem schalenförmig aufgeschnittenen Beckengips.

2. Die Schiene gestattet jede Beinstellung in beliebiger Flexion, Abduktion und Außenrotation, sie gestattet in Sonderfällen auch eine Horizontallagerung des Beines.

3. Die neuartige Polsterung für Bein und Becken sorgt für ein völliges Anpassen der Schiene an dicke und dünne Patienten. Eine nachträgliche Lockerung der Polsterung wie im Gipsverband wird vermieden.

4. Der Oberschenkelteil paßt sich in beliebiger Länge jedem Oberschenkel an, ohne unten oder seitlich anzustoßen und zu drücken.

5. Die Defäkation belästigt den Kranken nicht mehr.

6. Die Schiene paßt für beide Beine gleichmäßig.

7. Röntgenkontrollen werden durch die Schiene nur wenig beeinträchtigt.

8. Die Schiene ist unabhängig von jedem Zusatzgerät, das Bett ist somit jederzeit transportfähig. (Plötzlicher Transport in den Luftschutzkeller!)

9. Die Schiene ragt (abgesehen von Sonderfällen) an keiner Stelle über das Bett hinaus, was besonders für den Transport durch Türen usw. wichtig ist.

10. Eine Beschädigung des Bettes durch Schrauben oder ähnliches entsteht nicht.

Knochenlagerung.

Aber auch moderner Gips und moderne Lagerungsschienen zusammen können alle Anforderungen an eine ideale Wundbehandlung noch nicht völlig erfüllen, da ihre wechselseitige Ergänzung nicht vollständig ist. So versagen beide bei schweren Extremitätenverletzungen mit gleichzeitigem *Decubitus* am Kreuzbein, sie können letzteren weder verhüten noch gestatten sie seine gleichzeitige wirksame Behandlung. Auch der *Wunddruck* (vgl. S. 2) ist bei beiden oft nicht genügend zu beseitigen; die Gefahren durch Sekretstauung bleiben somit vielfach bestehen. Ferner kann die oft notwendige absolute Ruhigstellung der Knochen- und Weichteilwunden nicht in jedem Falle erreicht werden, da sie durch Verbandwechsel oder Wundrevision fast zwangsläufig gestört wird. Es handelt sich hier überhaupt um ein technisches Problem, welches nach FRANZ „bei großen Wunden gar nicht zu lösen ist".

Dieser Pessimismus besteht tatsächlich zu Recht, solange die Lagerung wie bisher ausschließlich auf den *Weichteilen* erfolgt, solange die Kranken nicht leichter sind als Luft, solange sie eben nicht schweben können. Und doch kann man diese notwendige Schwebelage der entzündeten Weichteile herstellen, indem man entweder den Kranken ins Wasserbad legt oder indem man die Lagerung am *Knochen* angreifen läßt. Das Dauer-*Wasserbad* ist aber meistenorts nicht vorhanden, seine Anlage und Inbetriebhaltung ist sehr kostspielig und umständlich. Die Knochenlagerung jedoch ist mit geringen Mitteln überall leicht und mit durchschlagendem Erfolge durchführbar.

Als erster hat KLAPP bewußt auf diese *Knochenlagerung* bei Unterschenkel-Weichteilwunden hingewiesen. Auch die Anlegung *frakturnaher Drähte* (GOETZE) wirkt nach ähnlichem Prinzip, sie diente aber ursprünglich nicht der Bekämpfung von Weichteilinfektionen mit und ohne Frakturen, sondern ausschließlich Repositions- und Retentionszwecken. Trotzdem sind diese frakturnahen Drähte in manchen Fällen mit gleichzeitig ausgedehnten Weichteilwunden gut brauchbar.

Holzlatten-Gipsverband mit freier Knochenlagerung.

Besonders unter einfachen Frontverhältnissen kann der Holzlatten-Gipsverband (S. 24) in Verbindung mit freier Knochenlagerung Gutes leisten. Sein *Prinzip* besteht darin, daß an den

Holzlatten des Gipsverbandes selbst die tragenden KIRSCHNER-Drähte in beliebiger Spannung befestigt werden können. Dadurch haben die Stützdrähte ihre völlige *Unabhängigkeit vom Gips* oder von Spannbügeln erlangt, was bisher nicht erreicht werden konnte. Damit ist es ferner möglich, die Drähte in *engerer Nähe der Fraktur-stelle* selbst, wo in den schwersten Fällen eine gute Knochenlagerung eben hingehört, zur Wirkung zu bringen. Die große Elastizität der kräftigen Holzlatten verbürgt eine gute Spannung der Drähte, welche außerdem noch durch kleine Kunstgriffe (Abb. 43 b) beliebig verstärkt werden kann. Diese Drahtspannung sichert eine absolute *Ruhigstellung* der Frakturwunde, ohne die Zugänglichkeit zu stören. *Der Holzlatten-Gipsverband mit freier Knochenlagerung scheint berufen zu sein, bei primitiven Arbeitsbedingungen der Verband der Wahl in schweren Fällen zu werden,* zumal er infolge seiner erstaunlichen *Stabilität* einen guten *Transportverband* darstellt. Einzelheiten siehe im speziellen Teil bei den Beinabschnitten, besonders in den Abb. 43, 48 und 50.

Knochenzangen.

In vielen Fällen ist aber aus anatomischen Gründen (z. B. am Oberschenkel) das Anlegen von frakturnahen Drähten nicht möglich, bzw. schwierig oder gefährlich. Hier kann man mit einfachsten Mitteln helfen, indem man durch die vorhandenen Wunden hindurch hierfür geeignete *Knochenzangen* an je einem zuverlässigen Knochenstück des oberen und unteren Fragments ansetzt, mit Hilfe dieser angelegten Zangen die Fraktur mit größter Leichtigkeit stellt und dann die Zangengriffe in geeigneter Form an einem großen Brückengips befestigt. Auf diese Weise erzielt man gute Stellung und Fixierung der Fraktur, vor allem aber, und das ist das Wesentliche, *absolute Ruhigstellung aller Wunden und Schmerzfreiheit; ferner sind Sekretabfluß und Zugänglichkeit ungehemmt,* da man jetzt in den Gips *beliebig* große Fenster einschneiden kann (Abb. 30 und 55) und da jeglicher Wunddruck beseitigt ist.

Alle diese Vorzüge werden erreicht, *ohne* daß irgendwelche neue Wunden gesetzt werden müßten, da die Zangen immer durch die bestehenden Wunden eingeführt werden. Nur die besonders *gefäßnahen* Wunden dürften hierfür wegen der Gefahr einer *Arrosionsblutung* ungeeignet sein. Die Zangen erfordern aber auch dann keinen Extraschnitt, da in diesen Fällen die Ableitung des Wundsekrets ja sowieso eine Gegenincision erfordert. Im übrigen handelt es sich nur um einen theoretischen Einwand, da die Zangen ja hauptsächlich für die schweren Fälle mit *ausgedehnten* Wunden bestimmt sind, bei denen ein gewöhnlicher Gipsverband nicht in Frage kommt. Die Zangen schaden der Wunde genau so wenig wie etwa eingelegte Gummidrains; im Gegenteil, sie wirken selbst *drainierend* und können mitunter die Gummidrains ersetzen. Auch den Knochen wird kein Schaden zugefügt, sie werden nicht gequetscht oder sonst mißhandelt, da sie sehr schonend punktförmig mit scharfen Zinken gefaßt werden. Die Knochenstümpfe brauchen auch nur selten von den Weichteilen losgelöst zu werden, sie liegen meistens genügend frei (besonders in frischen Fällen), oder die Zange kann durch die bedeckenden Weichteile (Periost) schonend hindurchfassen.

Das *Anlegen der Zange* geschieht entweder bei der endgültigen Wundversorgung oder bei einer notwendig werdenden Wundrevision. Die Zangen brauchen nicht unter *Augensicht* angelegt zu werden, der tastende Finger bestimmt die Angriffspunkte am Knochen und führt die Zange zuverlässig hin; das Anlegen von Zangen ist somit in wenigen Sekunden erledigt. Zur Sicherheit ist aber vorher ein *Röntgenbild*, welches die Zuverlässigkeit der in Frage kommenden Knochenspitzen erweist, erwünscht.

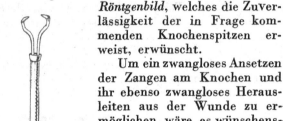

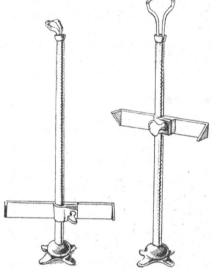

Um ein zwangloses Ansetzen der Zangen am Knochen und ihr ebenso zwangloses Herausleiten aus der Wunde zu ermöglichen, wäre es wünschenswert, je nach Lage der Wundverhältnisse und besonders des Knochenbruches *verschiedene Zangenformen* zu verwenden; doch läßt sich in der Praxis mit *einem* Zangenmodell auskommen. Diese Zange ist in Abb. 13 in geöffnetem und geschlossenem Zustand dargestellt. Die Schließung der Zange kann mit beliebiger Wucht vorgenommen werden. Diese Zangen sitzen auch am harten Knochen (Corticalis) so fest, daß ein nachträgliches Abgleiten nicht in Frage kommt. Die Festhaftung am Knochen

Abb. 13. Knochenzange in geschlossenem und geöffnetem Zustand. Hersteller: Kleinknecht-Erlangen.

kann und soll man dadurch erhöhen, daß man beim Anlegen während des kräftigen Schließens leichte *Wackel- und Drehbewegungen* mit der Zange ausführt, wodurch sich die sehr harten und spitzen Zinken 1 oder 2 mm tief in den härtesten Knochen einbohren. Bei dieser Lage können die Zangen mit einem Zug von über 1 *Zentner* belastet werden. Man sollte daher möglichst nur *feste Corticalis* und nicht etwa Spongiosa fassen. Die Zange kann nicht kanten, was eine unerläßliche Forderung darstellt. Aus diesem Grunde sind auch *Behelfszangen*, etwa Kugelzangen, meistens nicht gut brauchbar, sie sind wegen ihrer Abgleitgefahr geradezu gefährlich. Doppelzinkige Zangen, etwa Museux-Zangen, kanten zwar nicht, sie setzen aber besonders am Oberschenkelknochen, für den sie im übrigen auch zu schwach sind, zu starr an und lassen sich auch nicht immer zwanglos aus der bestehenden Weichteilwunde herausleiten. Es ist auch sebstverständlich, daß die Zangen in jeder Richtung sehr *stabil* sein müssen, da sie z. B. am Oberschenkel oft große Lasten zu tragen haben. In *Sonderfällen* sind aber die Behelfszangen, beson-

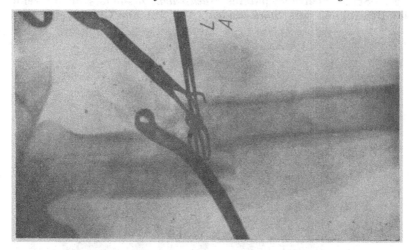

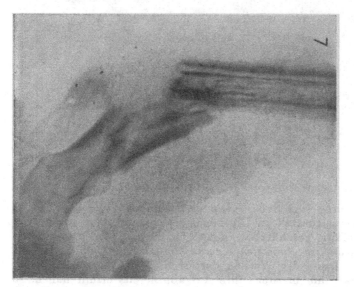

Abb. 14. Röntgenbild einer Oberschenkelfraktur mit ausgedehnten Weichteilwunden a) vor und b) nach Anlegen von Behelfszangen (vgl. Abb. 30).

ders die Museux-Zangen, gut brauchbar, so z. B. am Unterschenkel, wo sie meistens in hängender Stellung angebracht werden können (Abb. 18 und 48). Auch in veralteten Fällen, wenn die Knochen bereits *weich und brüchig* geworden sind (Entkalkung, Callus), sind wiederum besonders die Museux-Zangen sehr leistungsfähig, vor allem am Unterschenkel und am Oberarm, mitunter auch am Oberschenkel (Abb. 14). Die Zangen sind dann allerdings mit

Vorsicht einzugipsen, und zwar am zweckmäßigsten in Höhe des
Zangengelenkes (Abb. 59 und 44, Zusatzskizze), weil sie hier am
tragfähigsten sind. Darüber hinaus gestattet die Befestigung an
dieser Stelle auch ein späteres *Nachstellen*, besonders dann, wenn
die Befestigung mit *Stärkebinden* (Abb. 18) am Giosbügel vorge-

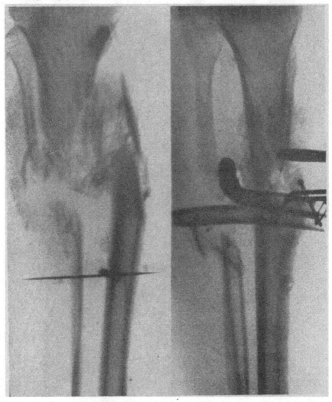

a   b
[Abb. 15. Röntgenbild zu Abb .49 a) vor .und b)₂nach Anlegen der Zange.

nommen wurde (vgl. S. 87). Die *überstehenden Teile* der Zangen
müssen durch zusätzliche Gipsbügel gegen Stoß oder Druck von
außen sorgfältig geschützt werden (Abb. 59 und 44, Zusatzskizze).

Bei *entzündlich erwzichten Knochen* besteht die Gefahr, daß die
Zangen im Laufe der Wochen *durchschneiden*. Abgesehen davon,
daß sie bis dahin meistens ihre Aufgabe bereits erfüllt haben, so
daß sie nach Überwindung des kritischen Stadiums schwerster
Weichteil-Entzündung entfernt werden können, um einem gewöhnlichen Verband, etwa einem gefensterten Gipsverband, Platz zu
machen, sollte man darauf achten, daß nur solche Zangen verwendet
werden, deren „Maul" beim Schließen nicht völlig verschwindet,
sondern einen gewissen Raum freiläßt (Abb. 13), da sonst infolge
der Nachfederung der Zange der weiche Knochen *völlig durchkniffen*

wird und somit die Zange herausfällt. Überhaupt sind bei erweichten Knochen die Zangen nur mit *mildem* Druck anzulegen (vgl. S. 33).

Hauptaufgabe der Zangen: Infektionsbekämpfung. Mit Hilfe der Zangen kann man die *Fraktur so spielend stellen,* wie es mit keiner anderen Methode überhaupt nur denkbar ist; denn man kann mit den Zangen kraftvoll *ziehen, drücken, heben,* kurz alle gewünschten Bewegungen energisch ausführen (Abb. 14 und 15). Nur die Rotationsbewegungen müssen mit der Extremität selbst ausgeführt werden. Es ist somit auch nicht mehr notwendig, sich bei der Einrichtung einer solchen Fraktur nach der Spontanstellung des zentralen Fragmentes zu richten! Vor allem braucht die *Abduktion*

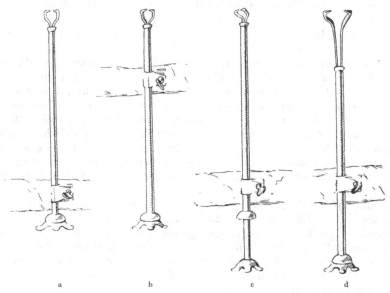

a b c d

Abb. 16. Nachträgliche Stellungsänderung (a +b) und Abnahme der Zangen (c +d) bei liegendem Gips.

zum mindesten nicht übertrieben zu werden, so daß sie auch als (nicht unbeachtliches!) *Transporthindernis* nicht mehr zu fürchten ist. Auch die *Semiflexions*stellung wird durch die Zangen weitgehend überflüssig, was der Bekämpfung der Senkungsabszesse wesentlich zugute kommt. Dennoch liegt in der einfachen und bequemen *Reposition (und auch Retention)* der Fraktur nicht die Hauptaufgabe der Zangen, dies ist vielmehr nur eine angenehme Beigabe. Die *Hauptaufgabe besteht vielmehr darin, durch Herbeiführen einer ruhigen und ungestörten Schwebelagerung der Weichteile die Bekämpfung der in ihnen spielenden Infektionen zu erleichtern bzw. überhaupt erst zu ermöglichen.*

Die *Befestigung* der Spezialzangen am Brückengips oder an Holzlatten wird durch Eingipsung des breiten queren Metallarmes zuverlässig vorgenommen. Nachträgliche *Stellungskorrekturen* sowie das Öffnen der Zange (*Entfernung der Zange!*) sind ohne Änderungen der Befestigung am Gips leicht durchführbar, wie Abb. 16 deutlich erkennen läßt.

Da die Zangen immer einigermaßen *parallel* aus der Wunde herausgeführt werden können, nehmen sie in der Wunde wenig Platz weg; sie sind somit auch leicht einzugipsen. Verwendet man aber Behelfszangen, so gelingt das nicht immer, ihre Befestigung ist dann entsprechend umständlicher.

Ein weiterer Vorteil der Zange besteht darin, daß jegliche aktiv wirkende *Extension*, abgesehen vom Repositionsakt selbst, fortfallen kann. Dies ist um so begrüßenswerter, als die dauernde stärkere Extension die Pseudarthrosenbildung bei Schußfrakturen begünstigt (vgl. S. 13).

Um aber die Zangen (ganz besonders bei Anwendung von schwachen Behelfszangen) nicht allzusehr durch das Körpergewicht (besonders beim Transport) zu belasten, ist es zweckmäßig, durch Eingipsen eines Extensionsdrahtes, etwa durch die Tub. tibae hindurch, eine *Gewichtsverminderung* herbeizuführen (Abb. 30 und 49). Die Befestigung dieses Drahtes erfolgt mittels kleiner *Metallscheiben*, wie auf S. 14 beschrieben. Aus dem gleichen Grunde (gleichmäßige Verteilung des Körpergewichtes) ist es auch ratsam, möglichst *große* Gipsverbände anzulegen. So sollte bei Anlegung der Zangen am *Unterschenkel* unbedingt ein Beckengipsverband angelegt werden, der außer Druckentlastung auch bessere Ruhigstellung erzielt (Abb. 49).

Eine *offene Wundbehandlung* ist mit Hilfe der Zangen natürlich spielend durchführbar, besonders dann, wenn durch Anbringung besonders großer Gipsbügel der ganze Gips schwebend gehalten wird, so daß auch die *Defäkation* hierdurch erleichtert wird.

Eine laufende *Röntgenkontrolle* (Sequesterbildung?) wird durch die Zangen nicht behindert, sie wird vielmehr häufig durch die Zangen erleichtert.

Obwohl die Kranken mit angelegten Zangen gut mit ihrem Bett gefahren werden können, ist es dennoch im Interesse der möglichsten Wundruhe besser, den Verbandwechsel im Krankenzimmer vorzunehmen.

Anwendungsdauer. Die *Knochenzangen bleiben solange liegen*, bis die Weichteilwunden genügend abgeheilt sind, um die Anlegung eines gewöhnlichen Gipsverbandes mit kleinem Fenster zu ermöglichen, oder bis die Fraktur festgeworden ist.

Knochenzangen und Transport. Bisher sind die Zangen nur in den komplikationsreichen „Spätfällen" (Heimatlazarett) erprobt worden. Ob sie auch in den *Frischfällen* (Kriegslazarett) ihre Dienste leisten, ist meines Erachtens nicht im geringsten zweifelhaft. Eine andere Frage ist allerdings die, ob es mit Hilfe der Zangen möglich ist, die üblichen *Transportgefahren* (Verschiebung der Fragmente, Zerstörung des Gipses durch gestauten Eiter usw.) zu beseitigen. Sollte man sich hierzu der Zangen in Sonderfällen bedienen wollen, so müßte meines Erachtens auf folgende Bedingungen besonders geachtet werden:

1. Es dürften nur die stabilen Spezialzangen verwendet werden.

2. Die gefaßten Knochenteile oder -spitzen müßten besonders zuverlässig (evtl. Röntgenbild!) ausgewählt sein (Corticalis!).

3. Um ein Abgleiten der Zangen zu vermeiden, müßte bei ihrem Anlegen durch oben beschriebenes leichtes Wackeln und Drehen für ein zuverlässiges „Ankerplätzchen" im Knochen gesorgt werden.

4. Um die Zangen und noch mehr die gefaßten Knochenstücke zu entlasten, müßte der Gips bei Oberschenkelschußfrakturen bis zur Achselfalte reichen und möglichst auch der gesunde Oberschenkel teilweise eingegipst werden.

5. Aus dem gleichen Grunde müßte das Beingewicht durch eingegipste Extensionsdrähte (Tub. tibiae usw.) teilweise abgefangen werden, hierdurch würden auch Decubitus und Stauung am Bein vermieden.

6. Die Gipsfenster müßten so groß gehalten werden, daß jegliche Macerierung des benachbarten Gipses durch Eiter vermieden wird.

7. Die Gipsverbände müßten in all ihren Teilen (Brücken, Haltearmen für die Zangen) sehr stabil gebaut werden.

8. Vor Beginn des Transportes würde sich vielleicht ein nochmaliges Nachziehen der großen Blattschraube empfehlen.

9. Der Gipsverband brauchte nicht in üblicher Abduktion (Transporthindernis!) angelegt zu werden, die Knochenzangen machen dieses überflüssig.

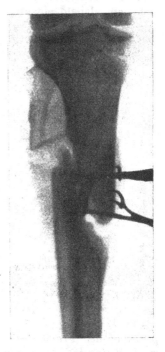

Abb. 17. Knochendrucknaht durch Zangen. Die gleichmäßige Zusammenpressung der Fraktur durch Museux-Zangen führt oft in erstaunlich kurzer Zeit zur knöchernen Heilung. Die Knochenzangen sind der Drahtnaht in vielen Punkten überlegen (siehe Text).

Zangen und Knochendrucknaht in eitriger Wunde. An dieser Stelle sei noch auf eine besondere Gebrauchsmöglichkeit der Museux-Zangen (nicht der Spezialzangen!) hingewiesen: Oft ist es möglich und ratsam, bei Stellung der Knochen mit Hilfe der Zangen die *Knochen sofort in feste Verbindung* miteinander zu bringen. Diese Möglichkeit ist besonders gegeben bei Revisionsoperationen veralteter, *subakuter Fälle.* Für die ganz frischen Fälle im Felde wird dieses Vorgehen seltener in Frage kommen, da es den Eingriff vergrößert und unter Umständen die Wundverhältnisse kompliziert. In den subakuten Fällen leisten die Museux-Zangen gute Dienste,

da sie sich schonend in den durch entzündliche Entkalkung und
Callusbildung weich gewordenen, chronisch veränderten Knochen
einsenken (Abb. 17 und 18). Die Zangen haben hier gegenüber
der *Drahtnaht* große Vorzüge : Der Knochen braucht nicht für
die Umschlingung oder Durchbohrung unnötig freigelegt werden.
Besonders aber ist die Knochenfixierung und Aneinanderpressung
durch die Zangen viel zuverlässiger und dauerhafter als durch eine
Drahtnaht, da die Zange infolge ihrer Elastizität (Nachfederung!)
sich dem alsbald einsetzenden Knochenschwund anpaßt und somit

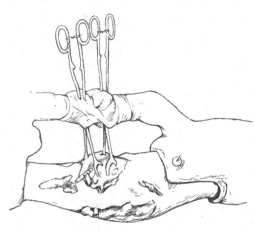

nicht nach kurzer Zeit ge-
lockert wird wie die
Drahtnaht. Eine Museux-
Zange (zweizinkig) ersetzt
2 Drahtnähte!

**Dauerdruck und Frak-
turheilung.** Auffällig ist
die *schnelle* knöcherne Heilung der so versorgten
Frakturen. Ohne mich in-
folge der noch zu geringen
Gesamtzahl der Fälle allzu
sehr festlegen zu können,
wird anscheinend doch
eine *Durchschnittsheilungs-
dauer von 4—7 Wochen*
trotz oft starker Eiterung
erreicht werden. Neben
der völligen Ruhigstellung
scheint hierfür fast noch
mehr die gleichmäßige
dauernde *Aufeinander-

Abb. 18. „Knochendrucknaht" mit Museux-Zangen im
noch stark eiternden Wundstadium. Museux-Zangen sind
zuverlässiger und einfacher als eine Drahtnaht. Die knöcherne Heilung erfolgt wesentlich *schneller* als bei Drahtnaht (siehe Text). Knochenzangen sind bereits durch frische
Granulationen weitgehend überwuchert. Befestigung der
Zangen durch *Stärkebinden* am Gipsbügel.

pressung der Fragmente* verantwortlich zu sein. Es ist somit unzweifelhaft, daß, entgegen der Ansicht von BLOCK u. a., *absolute,
dauernde Ruhigstellung und ununterbrochener, gleichmäßiger Druck
für die Frakturheilung nicht nur nicht schädlich, sondern außerordentlich fördernd sind.*

Der Dauerdruck als *wichtigstes Behandlungsprinzip* bei der
Frakturheilung, besonders auch zur Verhütung und Ausheilung
von *Pseudarthrosen*, ist meines Wissens bisher noch nicht in ein-
wandfreier und *reiner* Form (vielleicht mit Ausnahme in den Versuchen von BEST, vgl. S.71) zur Anwendung gelangt, obwohl über
die fördernde oder schädigende Bedeutung des Dauerdruckes für
die Frakturheilung schon viel Gegensätzliches behauptet worden
ist (BLOCK, KROMPECHER). Vergleiche auch die in ähnlichem Sinne
wirkende Gelenkkompression nach Knieresektion S. 71.

Die knöcherne Heilung scheint um so schneller zu erfolgen, je
energischer die Fragmente aufeinandergepreßt werden, in je *in-
nigerer Dauerberührung* sie also miteinander geraten. In der Praxis

darf aber die Pressung bei entzündlich *aufgelockertem Knochen* (Röntgenbild!) nicht übertrieben werden, da sonst der erweichte Knochen im Laufe der Wochen durchgequetscht wird. Der Druck darf in diesen Fällen also nur *milde* gehandhabt werden. Dagegen vertragen relativ frische, also noch nicht erweichte Frakturknochen, sehr gut starken Druck.

Auch eine *Abrutschgefahr* vom Knochen wie bei der gewöhnlichen Drahtnaht besteht bei den spitzzinkigen Zangen nicht. Der Zangengriff wird natürlich nicht gewaltsam völlig geschlossen, sondern er wird durch eine Drahtschlinge, die auch späterhin noch durch Knebelung weiter angezogen werden kann, gesichert. *Die Aufrechterhaltung der Knochenstellung bei strengster Ruhigstellung trotz großzügigster Freilassung der Weichteilwunden wird durch die gewöhnliche Drahtnaht nicht annähernd in diesem Umfange erreicht!*

Zangen und Knochendrucknaht in granulierender Wunde. Die Anwendung der Zangen als verbesserte Drahtnaht ist auch zu empfehlen bei der *Knochennaht im Granulationsstadium* nach SCHMIEDEN.

In dieser Form ist allerdings die Anwendung von Zangen nicht ganz neu: FRANKE faßte bei Pseudarthrosen-Operationen die freigelegten Knochenenden mit einer Zange und preßte sie fest aneinander. Seine Zange hatte den „ausschließlichen Zweck, die Knochenenden in der gewünschten Lage zu erhalten, bis der Gipsverband fertig ist". Diese Zange wurde entfernt, sobald der Gips fest geworden war, sie hatte also nur einen kleinen Teil der Aufgaben zu erfüllen wie oben für die von mir verwendeten Zangen angegeben.

Obige Möglichkeit des Drahtnahtersatzes durch Museux-Zangen ist besonders oft am Unterschenkel und am Oberarm gegeben. Am Oberschenkel jedoch, für den die Museux-Zangen für sich allein zu schwach sind, bewährt sich der kombinierte Gebrauch der beiden Zangentypen: Die Spezialknochenzange greift am kräftigsten und am stärksten belasteten Fragment an, sie trägt für sich allein die ganze Last des Oberschenkels; die gleichzeitig angesetzte Museux-Zange jedoch dient nur als „Knochennaht". Diese Eingriffe kann man schon sehr frühzeitig bei noch lebhaft absondernden Wunden ausführen. Ein gefährliches *Aufflackern der Entzündung* ist praktisch wenig zu befürchten, sofern man die Wunden offen läßt, für Ruhigstellung und guten Sekretabfluß und für Beobachtungsmöglichkeit der Wunde sorgt. Es ist aber gerade ein Hauptvorzug der angelegten Zangen, die Erfüllung dieser Sicherungsforderungen in idealer Weise zu gewährleisten. Eine weitere Voraussetzung für diesen theoretisch „bedenklich" erscheinenden Eingriff ist *ein guter Allgemeinzustand* des Kranken, so daß eine örtliche starke Reaktionskraft garantiert ist. Bei sehr heruntergekommenen Kranken sollte man den Eingriff aber lieber nicht ausführen!

Knieresektionsbügel. Eine Sonderform der Knochenlagerung leistet bei der (sparsamen) Resektion des *vereiterten Kniegelenks* hervorragende Dienste; Näheres im speziellen Teil S. 67.

Kugeldraht und Knochenlagerung.

In anderen Fällen ist eine geeignete Knochenlagerung mit Hilfe eines 2 fach geknickten Drahtes, besonders aber mit Hilfe des GOETZEschen *Kugeldrahtes* im Verein mit einem Brückengips vorteilhaft durchzuführen. Diese Drähte wurden ursprünglich nur für die Stellung von Frakturen erdacht und gebraucht, sie sind aber auch sehr geeignet für die moderne Knochenlagerung im Dienst der (besonders Weichteil-) Entzündungsbekämpfung und der Körpergewichtsverteilung in Gipsverbänden usw. In diesen Fällen trägt nicht der Draht direkt, sondern die aufgelötete kleine Kugel (bez. der Drahtknick) den Knochen (Abb. 20 und 58). Das Verfahren ist überall dort angezeigt, wo der Draht aus anatomischen Gründen *senkrecht* oder *schräg* durch den Knochen geführt werden muß. Diese Notwendigkeit ist praktisch nur am Arm und am Beckenkamm gegeben. Ich verweise daher auf die besonderen Abschnitte S. 40, 92 und 95.

Halbschwebelagerung des Beckens.

Eine weitere Sonderform der Knochenlagerung stellt auch die sog. „*knöcherne Halbschwebelagerung des Beckens*" dar, die ihre segensreiche Anwendung bei eitrigen Wunden im Bereich des Beckens, besonders auch in Form decubitaler Prozesse, findet. Auf das Grundsätzliche sei hier kurz eingegangen.

Die *Ausheilungsmöglichkeit* der Wunden im Bereich des rückwärtigen Beckens hängt fast ausschließlich von der zweckmäßigen Lagerung ab, da jede Druckbelastung zu weiterem Gewebszerfall und durch Sekretstauung zur Entstehung von Phlegmonen führt. Aber auch die *Entstehung* von traumatischen, infektiösen und besonders neurotischen *Decubitalgeschwüren* (WINIWARTER) kann nur durch kunstvolle Lagerungsmethoden vermieden werden, da die Decubitusgefahr bei den durch schwere Verwundung und vorausgegangene Strapazen geschwächten Patienten besonders groß ist (vgl. S. 5). Das beste Verfahren, besonders für die schweren Fälle, stellt anerkanntermaßen das *Wasserbett* (Dauerbad) dar, das auch bei gleichzeitigem Vorhandensein von großen Wunden an anderen Körperstellen, ja sogar bei Oberschenkelschußfrakturen, gute Dienste leisten kann. Sein Hauptnachteil besteht aber darin, daß es in den meisten Krankenhäusern nicht, jedenfalls nicht in vorschriftsmäßiger Form, vorhanden ist, daß es kostspielig in der Anschaffung und umständlich in der Bedienung ist.

In den letzten Jahren sind mehrere Lagerungsverfahren veröffentlicht worden, die zum Teil einen wesentlichen Fortschritt darstellen. Besonders das Lagerungsverfahren von KLAPP, das in der Folgezeit durch HELLER vervollkommnet wurde, verdient Beachtung. Es besteht im wesentlichen darin, daß ein grosser eiserner „Bettrahmen" mit Trikotbinden oder Leinentuch bespannt wird. In diese Bespannung wird entsprechend der Druckstelle (Steiß) ein Loch geschnitten und über dieses ein *Luftring* gelegt. Nach HELLER kann der Bettrahmen bei Bedarf mit einem Extensionsgerät verbunden werden. In ähnlichem Sinne wirkt auch die von HELLER modifizierte RAUCHFUSSche *Schwebe*.

Es unterliegt keinem Zweifel, daß man in leichteren Fällen mit diesen Lagerungsverfahren zum Ziel kommt. Für schwere Fälle sind sie jedoch ungeeignet, und zwar vor allem deshalb, weil bei diesen Verfahren jede Druckentlastung an der einen Körperstelle mit einem *entsprechend verstärkten Druck an einer anderen Körperstelle* bezahlt werden muß. Solche Stellen sind ganz besonders die Rücken-gegend oberhalb des Kreuzbeins und die hin-tere Trochantergegend, also Körperstellen, die bei abgemagerten Kran-ken ebenfalls stark vor-springen und keine Pol-sterung durch Muskula-tur oder Fettgewebe mehr besitzen (Abb. 19). Nicht selten finden wir an den Trochanteren schon so-wieso einen Decubitus, so daß sie für eine zusätz-licheBelastung nicht mehr in Frage kommen. Viel-fach wird angegeben, daß die zusätzliche Belastung durch die hierzu an sich sehr gut geeignete *Gesäß-muskulatur* aufgefangen werden könne. Dieses be-ruht aber auf einem Irr-tum, wie man sich durch

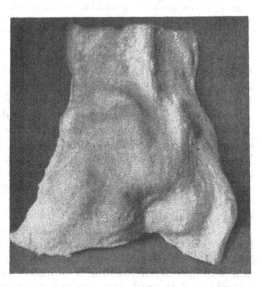

Abb. 19. Typisches abgemagertes Becken eines Schwer-verwundeten. Die Gesäßmuskulatur ist geschwunden und somit für zusätzliche Ausgleichsbelastung nicht geeignet. Es ist überhaupt keine Stelle mehr für stärkere Belastung vorhanden.

Betrachtung der Rückfront heruntergekommener Kranker leicht über-zeugen kann: Die Gesäßmuskulatur ist geschwunden, an ihrer Stelle findet sich die charakteristische tiefe Furche zwischen Trochanter und Kreuz-Steißbein (Abb. 19). Bei den obigen Lagerungsmethoden (Luft-ring) tritt ferner an den ausgesparten Körperstellen oft erhebliches *Fensterödem* auf, besonders bei hinfälligen Kranken. Hinzu kommt, daß die Anbringung der Lagerungsvorrichtung umständlich ist. Diese Lagerungsmethoden besitzen also gegenüber dem sonst gebräuch-lichen Luftring, *was die Wunden selbst angeht*, keinen Vorzug. Aus vielfältiger Erfahrung wissen wir aber, daß der Gummiring ähnlich dem Wasserkissen in den schweren Fällen nicht genügt.

Mit Hilfe der knöchernen Beckenlagerung läßt sich aber eine Entlastung des Beckens mit idealem Erfolg erzielen; Näheres S. 40.

Diese *Idee der knöchernen Beckenlagerung* ist, wie ich nachträglich feststellen mußte, nicht neu und somit auch nicht von mir. KÜMMELL jun. hat bereits 1924 über seine Beckenlagerung, die sich aber nicht durchsetzen konnte, berichtet. Auch im jetzigen Kriege ist die Idee, die in Notzeiten ja sozusagen in der Luft liegt, vielfach aufgegriffen und mehr oder weniger zweckmäßig in die Tat um-gesetzt worden (mündliche Mitteilungen). Bei vorliegender Situation ist also nicht die sich geradezu aufdrängende Idee an sich maßgebend, sondern *entscheidend ist ihre technische Ausführung*, ob diese zuverlässig, schonend, einfach und vielseitig im Gebrauch ist. Hierfür müssen aber folgende *Forderungen* erfüllt werden: 1. Zur Vermeidung von Schmerzen und Wundstörungen muß die Aufhängevorrichtung absolut unverschieblich am Becken festsitzen. Nur ein geschlossenes, *starres System* kann bei Verwendung von *Kugeldrähten* diese Anforderung erfüllen; nur ein solches System läßt sich ferner mit anderen Lagerungsmitteln (notwendig z. B. bei Knieeiterung mit Steißdecubitus) zu einem neuen starren, große Körperteile absolut ruhigstellenden Lagerungssystem vereinigen, wodurch weitere überragende Leistungen erzielt werden können. 2. Es darf nicht eine Vollschwebe, sondern nur eine *Teilschwebe* angestrebt werden; Näheres siehe S. 36.

Es bedarf kaum eines Hinweises, daß die *Pflege* des ganzen Kranken, insbesondere der Wunden, durch die knöcherne Lagerung des Beckens außerordentlich erleichtert wird. Die Herrichtung des Bettes und die Defäkation machen keine Schwierigkeiten mehr. Bei schwer darniederliegenden Verwundeten, die bei gleichzeitigem Vorhandensein von sonstigen großen Verletzungen besonders im Bereich der Beine (Knieeiterung, Oberschenkelschußfraktur!) mit keiner Methode (abgesehen vom Dauerbad) mehr zu lagern sind, kann es in nicht ganz seltenen Fällen so weit kommen, daß man zum Schluß aus vitaler Indikation sogar zur Beinamputation genötigt wird, um endlich den Kranken auf die Seite oder auf den Bauch legen zu können, damit die sonst tödlich wirkende Decubituswunde entlastet wird. Mit großer Genugtuung kann man in diesen verzweifelten Fällen feststellen, daß nach Ausführung der knöchernen Beckenlagerung der Verwundete mit einem Schlage schmerzfrei liegen kann und daß das schmerzbedingte unruhige Hin- und Herwerfen mit den üblen Folgeerscheinungen für die Wunden aufhört; mit einem Wort: Wunden und Verwundeter finden endlich ihre Ruhe.

Auf Grund meiner bisherigen außerordentlich günstigen Erfahrungen mit der Halbschwebe bin ich der Ansicht, daß in Zukunft die Beckenschwebe im Verein mit zusätzlichen Lagerungsmitteln dazu berufen ist, über die Beckenverletzungen hinaus auch bei den schwersten *Knieeiterungen* (vgl. S. 80), den schweren *Oberschenkelschußbrüchen* (vgl. S. 58) und auch bei den schweren *Hüftgelenkeiterungen* (vgl. S. 54) eine entscheidende Rolle zu spielen. Es erscheint mir *undenkbar, daß die Beckenschwebe jemals wieder aus der Kriegschirurgie verschwinden könnte*!

Bezüglich Einzelheiten der Halbschwebelagerung siehe im speziellen Teil auf S. 40.

Gefahren der Knochenlagerung; Vollschwebe oder Teilschwebe?

Bei allen überragenden Vorzügen der Knochenlagerung, gleichgültig ob sie durch Drähte, Zangen, Resektionsbügel oder Beckenschwebe erreicht wird, darf man nicht ihren keineswegs gleichgültigen *Nachteil* übersehen; denn diesen erkennen bedeutet zugleich ihn wirksam bekämpfen. Es handelt sich um die *Ödembildungen*. Diese Ödeme treten an allen abhängigen Körperstellen, ganz besonders aber an der Wade (S. 86) und am Rücken (S. 42)

uf. An den gesunden frei schwebenden Körperstellen treten sie
weniger stark auf als bei gleichzeitigen örtlichen *Entzündungs-
prozessen.* So bildet sich z. B. in der Umgebung des *Steißdecubitus*
bei der Vollschwebe ein charakteristisches *hartes Ödem*, das der
Decubitusheilung sicherlich nicht zuträglich ist. Ferner stellt sich
das Ödem bei allen stark *geschwächten Kranken* ein, auch ohne
örtliche Entzündungsvorgänge, offenbar infolge Nachlassens der
Gewebsspannung (Durchlässigwerden der Capillaren). Dieses Sen-
kungsödem wird in der Folgezeit verstärkt durch eine Behinderung des Blut- und Lymphkreislaufs, so daß es noch zu einem
zusätzlichen *Stauungsödem* kommt. Es handelt sich demnach um
ein *entzündlich-hypostatisches (Stauungs-) Ödem*, es ist den sog.
Fensterödemen der Gipsverbände sehr ähnlich.

Diese Ödeme können sehr *gefährlich* werden. Infolge Behinderung
des Paracapillarstromes (SCHADE) kommt es zu einer ernsten Störung
aller Heilungs- (Knochenbrüche!) und Abwehrvorgänge. Infolge-
dessen infizieren sich die Ödeme sehr leicht, es kann zu großen
subcutanen *Eiterungen* kommen. Die Senkungsödeme sind mitunter
geradezu die *Schrittmacher* der Ausbreitung von Entzündungs-
prozessen, vor allem bei heruntergekommenen und widerstands-
losen Kranken. Am Rücken können so bis zum Nacken reichende
tödliche Phlegmonen entstehen!

Die Ödembildungen haben den weiteren großen Nachteil, daß
sie ein erfolgreiches Abtasten der Weichteile, etwa bei der *Fahndung
auf erneute Röhrenabszesse* in der Nachbehandlungszeit nach Knieresektionen, erschweren oder meistens sogar unmöglich machen.

Es ist somit notwendig, die Entstehung von Ödemen bei jeder
Knochenlagerung von Anfang an zielbewußt zu *bekämpfen.* Man
muß also dem abhängigen Gewebe einen Teil des *gewohnten Belastungsdruckes* von vornehrein belassen, oder man muß ihn künstlich wiederherstellen. Ersteres geschieht z. B. am Becken durch
Anwendung der *Teil*schwebe, die schon allein dadurch der Vollschwebe entscheidend überlegen ist. Auch am Bein wirkt die Teilschwebe im ähnlichen Sinne (Abb. 51). Diese teilweise Wieder-
herstellung des gewohnten Belastungsdruckes erreicht man z. B.
an den Extremitäten durch sorgfältiges *Hochbinden* der Weichteile
(Abb. 41 e und 42 c), soweit dieses die Wundverhältnisse gestatten. Um
das Hochbinden gleichmäßig und ohne Schnürwirkungen zu ermöglichen, legt man auf die Rückseite der Extremität eine dicke und entsprechend breite *Zellstoffschiene*, durch welche zugleich ein guter An-
schluß an die Öffnungsstellen des Gipses erreicht werden kann (Abb.
41 e und 42 c). Bei der Anlegung des Gesamtverbandes ist somit bewußt auf die Hochbindemöglichkeit der Weichteile zu achten (Abb.
41 a und 43 a). Bei allen Knochenlagerungen ist demnach nach Möglichkeit nicht eine *Vollschwebe*, sonden nur eine *Teilschwebe* anzustreben.

Des weiteren führt die völlige Schwebelagerung gern auch zu
einem *Herabsinken der schweren Muskelweichteile* von den Knochen.
Besonders am *Unterschenkel* können bei Schußfrakturen die ab-

sinkenden muskulösen Wadenweichteile zu einer völligen *Ent-blößung der Tibiafraktur* führen, wodurch nicht nur die Fraktur-heilung, sondern sogar der ganze Unterschenkel gefährdet wird. Weitere Einzelheiten siehe im Abschnitt „Unterschenkel" S. 86.

II. Allgemeine Indikationsstellung für die Auswahl der verschiedenen Lagerungsmittel.

Nachdem so die wichtigsten heute gebräuchlichen Lagerungs-mittel und die Grenzen ihrer Leistungsfähigkeit besprochen sind, sei als Abschluß des allgemeinen Teiles eine kurze Zusammenfassung der prinzipiellen Anzeigestellung für die Auswahl der verschiedenen Lagerungsmittel gegeben. Diese Zusammenfassung soll überflüssige Wiederholungen im besonderen Teil der Abhandlung vermeiden helfen, sie soll vor allem aber noch etwa bestehende Unklarheiten in der Indikationsstellung beseitigen.

Für die Lagerung *Schwerverwundeter* (und nur um solche handelt es sich in den ganzen vorliegenden Auseinandersetzungen) kommt an erster Stelle der gepolsterte und gefensterte *Gipsverband* in Frage. Sein Aufgabenbereich kann durch gleichzeitige Knochenlagerung erheblich erweitert werden. Die Hauptaufgabe der *Knochenlagerung* aber ist nicht die exakte Reposition von Frakturen, sondern die Ruhigstellung und die Entlastung der entzündeten Wunden mitsamt ihren umgebenden entzündeten Weichteilen; sie stehen also haupt-sächlich im Dienste der Entzündungsbekämpfung, die ja den Kern der ganzen Kriegschirurgie darstellt. Die Indikation zur Anwendung der *Knochenzange* ist demnach besonders dann gegeben, wenn im Gipsverband trotz Ausschneidung von großen Fenstern der Druck von außen auf die Weichteilwunden nicht beseitigt werden kann. Die Indikation ist ferner gegeben, wenn die Ausschneidung sehr großer Fenster notwendig wird, da sonst die entzündeten frak-turierten Gliedabschnitte jeglichen Halt und damit ihre Ruhig-stellung verlieren. An letzter Stelle erst dienen die Knochenzangen auch zur Stellung rebellischer Frakturen, besonders dann, wenn eine Extensionsbehandlung im Gipsverband nicht zum Ziele führt oder aber wegen Pseudarthrosengefahr vermieden werden muß.

Auch die Eingipsung von *Extensionsdrähten* dient an erster Stelle der Entzündungsbekämpfung, indem sie vor allem zur Ruhigstellung der Extremität beitragen. Ferner dienen sie zur Retention von Frakturen, an letzter Stelle aber erst zur aktiven Extension der Fraktur. Eine weitere wichtige Funktion der eingegipsten Drähte (auch der Kugeldrähte) ist die Abfangung des Körpergewichts. Sie dienen somit in Form der eigentlichen Knochenlagerung auch zur Entlastung des auf den entzündeten Weichteilwunden lastenden Druckes, also wiederum an erster Stelle zur Entzündungsbekämpfung aber auch zur Vermeidung von Stauung und Druckgeschwüren. Zu guter Letzt dienen sie auch noch zur Entlastung von angelegten Knochenzangen. Eingegipste Extensionsdrähte erweitern somit ebenfalls den Wirkungsbereich des gefensterten Gipsverbandes, indem sie unter anderem die Schäden der sehr großen Gipsfenster wenigstens teilweise beseitigen. Sie unterstützen somit auch wesentlich die Knochenzangen in ihrer Wirkung. Gefensterter Gipsverband, eingegipste Extension und Knochenzangen ergänzen sich gegenseitig auf das glücklichste, sie bilden eine leistungsfähige Dreiheit.

Die *Beckenschwebe* darf nicht aus Bequemlichkeit wahllos bei jedem Decubitus am Steiß angelegt werden. Diese Versuchung ist besonders bei *Rückenmarksgelähmten* groß, wie die Erfahrung zeigt. In solchen Fällen ist der Decubitus zu bekämpfen durch hingebende Pflege, indem vor allem der Kranke täglich regelmäßig auf den *Bauch* und die Seiten herumgelegt wird. Die Beckenschwebe sollte erst bei Versagen aller sonstigen Pflegemöglichkeiten in Anwendung gebracht werden. Denn für diese Unglücklichen ist es bestimmt kein Idealzustand, wenn sie unnötig monatelang starr und unbeweglich in der Beckenschwebe hängen müssen.

Die *Bein-Beckenlagerungsschiene* tritt erst dann in Tätigkeit, wenn ein Gipsverband (trotz aller Ergänzungen und Verbesserungen) aus irgendwelchen Gründen nicht angelegt werden kann oder soll. Die Lagerungsschiene ist nicht eigentlich ein Konkurrent des Gipsverbandes, sondern eher sein wenn auch oft mehr als vollwertiger Ersatz bzw. seine Ergänzung. Vor allem muß man sich vor dem leicht aufkommenden Irrtum hüten, daß die Schiene den Decubitus am Steiß leichter als andere Methoden verhüten oder heilen könnte. Der ernste Decubitus als Komplikation kann durchschlagend nur durch die gleichzeitig angewendete *knöcherne Lagerung des Beckens* geheilt werden. Bei dem typisch gehäuften Zusammentreffen bestimmter Leiden (z. B. Knieeiterung, Oberschenkelschußbruch oder Hüfteiterung mit Decubitus am Steiß) ist hierbei allerdings die Bein-Becken-Lagerungsschiene kaum zu entbehren. Die *Hauptindikation* für die Beckenschwebe ist also nicht beim Steißdecubitus als Hauptkrankheit, sondern beim Steißdecubitus als *Komplikation* eines sonstigen Hauptleidens (z. B. Knieeiterung) gegeben. In diesen Fällen wird das Zusammenarbeiten von Schiene (Beckentrage, bes. umlegbarer Beckentrage!), Beckenzange, Knochenzangen und Knieresektionsbügel erst dann wahrhaft vollkommen, wenn zur Erzielung größter Ruhigstellung bei freiester Zugänglichkeit die am Körper angreifenden Zangen, Drähte und Bügel durch einen kräftigen *Holzstab zu einem starren Ganzen* miteinander verschmolzen werden (Abb. 47). Eine großzügigere Erfüllung aller berechtigter Forderungen an Lagerung und Behandlung Schwerverwundeter ist kaum denkbar. Auch in „verzweifelten" Fällen sind schöne Erfolge erzielbar; trotzdem möchte ich empfehlen, Schwerverletzte nur dann nach obiger Methode zu behandeln, wenn der Allgemeinzustand noch eine gute Heilkraft verbürgt.

Spezieller Teil.

Allen folgenden Darlegungen schicke ich nochmals voran, daß nicht etwa eine lehrbuchmäßige Darstellung aller gebräuchlichen Behandlungs- und Lagerungsmethoden für den Einzelfall gebracht werden soll. Vielmehr soll nur die Lagerung *Schwerverwundeter* geschildert werden unter fast ausschließlicher Berücksichtigung der im allgemeinen Teil dieser Abhandlung kritisch besprochenen fortschrittlichen Mittel.

I. Becken.

Wie im allgemeinen Teil auf S. 34 ausgeführt, hängen die Ausheilungsmöglichkeiten der *Kriegswunden* und besonders der ern-

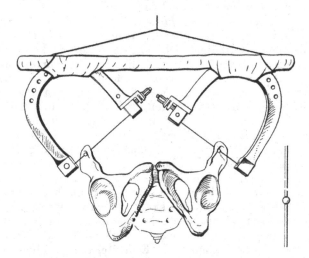

Abb. 20. Die Behelfslagerung mit Kugeldrähten 3—4 cm unterhalb der Spina il. ant. *sup.* Wichtig ist, daß das Ganze durch Festgipsen der Spannbügel an einem kräftigen Holzstab ein in sich absolut festes und starres System darstellt. Zweckmäßig wird *die ganze* Holzstange mit Gips umwickelt, vgl. Text. Hersteller des Kugeldrahtes: Kleinknecht-Erlangen.

steren *decubitalen Prozesse* im Bereich des rückwärtigen Beckens einschließlich des Gesäßes zur Hauptsache ab von einer ausgiebigen Gewebsentlastung. Sofern diese Gewebsentlastung nicht erreicht werden kann, da ein Umlagern des Kranken auf die Seite oder auf den Bauch (für den gewöhnlichen Decubitus wohl das Normalverfahren! S. S. 7) infolge gleichzeitiger sonstiger Verletzungen (Knieeiterung usw.) nicht möglich ist, stellt die *knöcherne Halbschwebelagerung* des Beckens das überragende Mittel hierzu dar.

Behelfsmässige Halbschwebelagerung. Behelfsmäßig kann man dieses Ziel folgendermaßen erreichen (Abb. 20): Durch jeden Beckenkamm wird in Höhe der Spina il. ant. *sup.* von außen nach innen

nach kleiner Stichincision der Haut ein *Kugeldraht* so weit gebohrt, bis die Kugel fest an der Außenseite des Beckenknochens
anliegt. Die Kugeln sollen seitliches *Abgleiten* des Beckens und
damit auch das gefährliche
„Schlüpfen" des Drahtes (Infektionsgefahr!) zuverlässig
verhüten. Nicht zuletzt be-
teiligen sich die 4 mm dicken
Kugeln am Tragen des Beckengewichtes, so daß ein Durchschneiden des nur 1,5 mm
dicken Drahtes durch den
Knochen vermieden wird (Näheres S. 44). Beide Drähte
werden mit Kirschner-Bü-
geln versehen und stark an-
gespannt, um ein Durchsinken
des Drahtes und dadurch be-
dingtes nachträgliches Einschneiden der Haut zu vermeiden. Die Bügel werden so
angelegt, daß sie außen der
Beckenwandung dicht an-
liegen; hierdurch wird seitliches Anstoßen am und im
Bett vermieden. Beide Bügel
werden nun an einem kräf-
tigen Holzstab festgegipst,
so daß das Ganze ein *in sich*
absolut starres System darstellt.

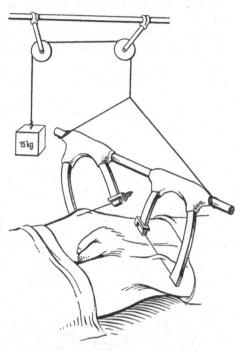

Abb. 21. Die Behelfsschwebe am Kranken. Die
Durchbohrungsstelle ist zu hoch gezeichnet, sie muß
3—4 cm unterhalb des Beckenkammes liegen.

Da sich die Holzstäbe nach einigen Wochen im Gips lockern
(wohl infolge Austrocknung und Schrumpfung des Holzes), geht die
in sich geschlossene Festigkeit der Beckenschwebe etwas verloren.
Der Holzstab dreht sich, es kommt zu Verwindungen der ganzen
Vorrichtung. Man kann diesen kleinen Übelstand durch Einwickeln
des *ganzen* Holzstabes mit einer Gipsbinde (Abb. 20) leicht vermeiden.
Bei dem Festgipsen des Holzstabes ist darauf zu achten, daß die
Bügel vorher so gestellt werden, daß die Drähte *völlig zwanglos*
durch die Haut treten. Von den etwas überstehenden Enden der
Holzstange führt eine kräftige Schnur über Rollen am Bettgalgen
zu einem Gegengewicht (Abb. 21), das etwa zwei Drittel des „Bek-
kengewichtes" entsprechen soll. Das Beckengewicht beträgt fast bei
allen (abgemagerten!) Verwundeten ziemlich gleichmäßig 22 kg;
es wird dadurch ermittelt, daß man nach Zwischenschalten einer
Federwaage so lange zieht, bis das Gesäß sich von der Bettunter-
lage deutlich abhebt. Das Gegengewicht von etwa 15 kg bringt
also *nicht* eine *völlige* Schwebelage zustande, sondern nur eine

„*Teil*schwebelage". Diese besitzt gegenüber der völligen Schwebe einige ausschlaggebende Vorteile: Das völlig freie Schweben erweckt in vielen Patienten ein ausgesprochen ungemütliches Gefühl, die Kranken liegen gleichsam wie eine Brücke im Bett. Hierdurch kommt es zu einer ungünstigen Gewichtsverteilung insofern, als jetzt besonders die Schulterblattgegend mehr Druck auszuhalten hat als bei gewöhnlicher Bettlagerung. Bei zu starker Becken-

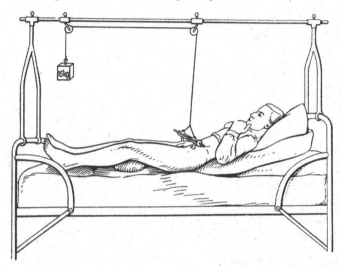

Abb. 22. Die Spezialbeckenzange am Kranken. Typische Lagerung des Kranken mit etwas erhobenem Oberkörper und mit leicht gebeugten Beinen; hierdurch wird jegliche Kippung des Beckens in Steilstellung (Lordose) vermieden. *Wesentlich besser* als die freie Lagerung im Bett ist aber die gleichzeitige Lagerung auf einer Beckentrage (Abb. 26); Zange und Becken werden hierdurch ruhiggestellt.

entlastung kann es somit zu *zusätzlichen decubitalen Prozessen im Bereiche der Schultern* kommen.

Entzündlich-hypostatisches Lenden- und Rückenödem. Entscheidend wichtig ist aber, daß bei *Vollschwebe* an den freischwebenden Rückenstellen, vor allem im Bereich der Lendengegend, stärkere *Senkungsödeme* auftreten können, besonders dann, wenn in der Nachbarschaft akutere Entzündungsprozesse, z. B. an der Hüfte oder in der Umgebung des Decubitus, sich abspielen. (Näheres S. 37.) Ferner führt die Vollschwebe zu seitlich *schwingenden Bewegungen*, was nicht nur lästig ist, sondern auch die Ruhigstellung der Wunden stört (z. B. beim Oberschenkelbruch!). Lästig, vielleicht auch bedenklich, ist es, wenn bei zu starkem Zug das Becken in Steilstellung, also in *Hohlkreuzstellung* gerät. Diese Hohlkreuzstellung kann allerdings durch geringes Hochlagern der Beine oder durch mäßiges Hochlagern des Oberkörpers beseitigt werden (Abb. 22), wodurch zugleich auch der Druck in der Schultergegend gemildert wird. Eine stärkere Steillagerung von Oberkörper und Oberschenkeln ist aber nicht erwünscht, da hierdurch das „Beckengewicht" erheblich vermehrt würde und damit der Entlastungszug allzu stark werden müßte. Dieser starken Zugwirkung wäre der teilweise recht dünne Beckenknochen auf die Dauer nicht gewachsen. Aus allen obigen Gründen ist somit auf die Vollschwebe zu verzichten, es kommt nur die Teilschwebe in Frage.

Die Halbschwebelagerung hat sich vorzüglich bewährt. Die Kranken behalten das Gefühl des *Im-Bett-Liegens*, nur fühlen sie sich wunderbar leicht (Abb. 22). Besonders glücklich ist die Wirkung, wenn die Kranken zugleich auf einem *Wasserkissen* liegen. Wenn man dann das Gegengewicht ansetzt, sieht man, wie sich das Becken hebt, zugleich das Wasserkissen bis zur Gleichgewichtslage nachdrängt. Das Wasserkissen hält somit das Becken mit leichtem, gleichmäßig verteiltem Druck von unten fest wie mit einer milden

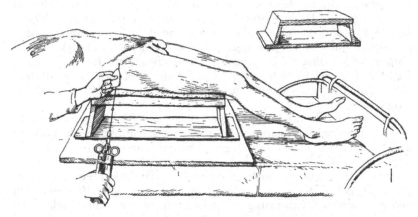

Abb. 23. Lagerung des Kranken auf einem schmalen Fußbänkchen erleichtert das unbehinderte Anlegen der Beckenschwebe. Ein untergeschobenes größeres Brett gewährleistet eine stabile Lage des Ganzen.

Hand. Jegliche Schaukelbewegung wird hierdurch vermieden. Die Halbschwebelage entspricht also weitgehend der Halbschwebelage im *Dauerbad*, dessen Fehlen somit in vielen Fällen nicht mehr so sehr in die Waagschale fällt.

Bei der Anlegung der Beckenschwebe, die sehr gut im Bett vorgenommen werden kann, ist auf geeignete Lagerung des Kranken zu achten, damit man die Extensionsdrähte (ebenso auch die Original-Beckenzange, siehe später) ohne jegliche Behinderung möglichst aseptisch anlegen kann. Zu diesem Zweck wird der Kranke auf ein *schmales*, mit Zellstoff gepolstertes *Fußbänkchen* gelegt, das seinerseits auf einem quer ins Bett gelegten großen Brett (um seitliches Schaukeln zu verhüten) steht (Abb. 23). Der Zugang zu den seitlichen Beckenteilen des Kranken ist auf diese Weise ideal.

Dauer der Anwendungsmöglichkeit. Obige improvisierte Halbschwebevorrichtung kann ohne die geringste Belästigung für den Kranken *viele Wochen liegen*, ohne daß die Drähte entzündliche Reizerscheinungen verursachen. Bei einem Kranken haben sie völlig ungestört über 19 Wochen gelegen. Im allgemeinen aber muß man feststellen, daß die Drähte ab 10. Woche beginnen, Reizerscheinungen zu zeigen, die aber keineswegs ein sofortiges Entfernen der Drähte notwendig machen. Auflagen von Alkoholkompressen können sogar stärkere Entzündungserscheinungen wieder zum Rückgang bringen. Kaum jemals dürften die Drähte trotz genügender Pflege wegen zunehmender entzündlicher Belästigung entfernt werden müssen!

Auch ein *Durchschneiden der Drähte* (KLAPP) wurde, abgesehen von einem der ersten Fälle, später nicht mehr beobachtet. Ich führe dieses darauf zurück, daß einmal die Drähte etwa 4—6 cm unterhalb des Beckenkammes, also weit entfernt von der bei jugendlichen Soldaten noch vorhandenen, wenig widerstandsfähigen *Beckenkammapophyse*, durchgebohrt werden. Ferner verhütet der absolut *ruhige Sitz* der Drähte (durch starke Drahtspannung, *Kugeldraht*, starres System) die Weichteil*infektion* und damit ein Morschwerden des Beckenknochens. Des weiteren trägt nicht der schmale Draht, sondern die 4 mm dicke *Kugel* einen großen Teil der Beckenlast. Nicht zuletzt wirkt sich natürlich auch die *Teil*schwebe in diesem Sinne günstig aus, wenngleich hierin auch nur ihre kleine Nebenaufgabe zu sehen ist.

Beckenschwebe am Schambeinast oder am Beckenkamm? Trotz obiger Sicherungsmaßnahmen ist zuzugeben, daß ein Beckenkammdraht kaum ein ganzes Jahr liegen bleiben kann, wie es W. KLAPP mit seinem Draht um den *horizontalen Schambeinast* herum erreichte. Ohne auf die *unterschiedliche Gefährlichkeit* einer eventuellen *Drahtinfektion* am Schambeinast oder am Beckenkamm mangels eigener Erfahrung eingehen zu können, darf ich doch darauf hinweisen, daß bei ernstlicher Infektion des Beckenkammdrahtes dieser ohne weiteres entfernt und an benachbarter Stelle ein *neuer* Draht durchgebohrt werden kann (mündliche Mitteilung von PARTSCH, ich selber hatte dieses bisher nie nötig).

Eine Sonderstellung nehmen die schweren *Beckenschüsse* (Blasen-, Mastdarmzerreißungen) mit bereits eingetretener Beckenbindegewebsphlegmone ein. Hier stellt die Beckenschwebe an den Schambeinästen ein ausgezeichnetes Verfahren dar, da die Furcht vor Drahtinfektion ja gegenstandslos geworden ist.

Es ist wohl möglich, daß in Zukunft die Schambein-Becken-Schwebe ferner dann anzuwenden ist, wenn eine vielmonatige Dauerschwebe angezeigt ist, wie z. B. bei einem Teil der Rückenmarksverletzten, die durch Umlagern usw. nicht mehr gepflegt werden können. Ist die Beckenschwebe aber nur zeitlich begrenzt notwendig (10—20 Wochen), so dürfte die starre Form der Becken*kamm*schwebe überlegen sein, da nur sie im *Verein mit Holzlattenkonstruktionen* in schwierigsten Fällen einen vollwertigen Ersatz des großen Beckengipses ermöglicht, wodurch die Anwendung der Beckenschwebe über ihre ursprüngliche Anzeigestellung (rückwärtige Beckenwunden) hinaus zu einem wahrhaft großzügigen Heilmittel in der Kriegschirurgie wird.

Beckenzange. Nach dem gleichen starren Prinzip wie die oben geschilderte improvisierte Entlastungsvorrichtung arbeitet auch die eigens zu diesem Zweck konstruierte, sehr stabile, in sich nicht federnde *Beckenzange* (Abb. 24), die aber gegenüber dem Behelfsverfahren einige Vorteile besitzt. Diese Beckenzange trägt am Ende des kleinen horizontalen Armes einen etwa 15 mm langen, etwas schräg nach aufwärts gerichteten Dorn, der bis zu seiner stufenförmig vorspringenden Anschlagstelle in die Außenseite des Beckenknochens eingeschlagen wird. In dieser Stellung wird die Zange durch eine große Radschraube starr fixiert, so daß sie ihre Lage im Knochen nicht mehr ändern kann. Da die in die Weichteile

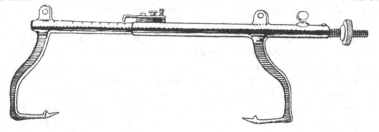

Abb. 24. Beckenzange für die Halbschwebelagerung des Beckens. $^1/_5$ natürlicher Größe. Hersteller: Kleinknecht-Erlangen.

eindringenden kleinen horizontalen Arme achsengerecht zueinander stehen, tritt bei zufälliger Kopf- oder Fußwärtskippung der Zange keine nennenswerte Weichteilbelästigung ein.

Zur Technik der *Zangenanlegung* folgendes: Nach tiefem Einstich mit schmalem Messer (nach *sorgfältigster* Hautvorbereitung mit Äther und Jod, besonders bei benachbarten eitrigen Wunden!) an den gewünschten Anlagestellen werden die kurzen Greifarme bis auf den Knochen durch kräftigen Handdruck vorgeführt. Die vorspringenden Anschlagknöpfe dringen hierbei etwas schwierig durch die nicht zu groß angelegte, weil ja elastische, Stichöffnung der Haut. Mitunter ist es zweckmäßig, durch kleine Zweizinkhäkchen die Hautwundränder vor dem In-die-Tiefe-Gedrücktwerden zu bewahren. Sobald die Zange durch kräftigen Handdruck Knochenfühlung bekommen hat, wird sie mit Hilfe der großen Stellschraube mäßig fest an den Knochen gedrückt. Durch einen Holzhammer treibt man jetzt die beiden Knochendorne bis zum Anschlagknopf in den Knochen ein. In dieser Stellung wird die Zange durch die Schraube fixiert. Da der Anschlag des Knopfes am Knochen erst nach einiger Übung mit genügender Sicherheit gefühlt bzw. gehört wird, es andererseits aber notwendig ist, daß der Knochendorn weder zu tief noch zu oberflächlich eindringt, habe ich vorsichtshalber einen *Maßstab* an der Schiene angebracht, deren Teilungsstriche der gewünschten Einschlagtiefe bzw. der Länge des Knochendornes entsprechen. Obwohl hierdurch der Einschlagungsakt automatisch ist und sehr einfach erscheint, sitzt er doch voller Fehlerquellen, wovon man sich bei Übungsversuchen an der Leiche (sehr zu empfehlen!) leicht überzeugt. Folgendes technisches Vorgehen hat sich mir bewährt: Nachdem die Zange durch *mäßiges* (!) Anziehen der großen Radschraube kräftige Fühlung mit dem Knochen erreicht hat, treibt man zweckmäßig zuerst den der Radschraube gegenüberliegenden Dorn in den Knochen. Zu diesem Zweck läßt man durch eine Hilfskraft mit einem Holzhammer eine große Reihe leichter bis mittelstarker Schläge automatisch auf das Ende des horizontalen Tragarmes ausführen, während man selber durch ständiges gleichmäßiges, mittelstarkes Anziehen der Radschraube dafür sorgt, daß der eindringende Dorn nicht wieder aus dem Knochen herausspringen kann oder der noch nicht eingeschlagene Dorn auf der Gegenseite seine Knochenfühlung verliert. Zahlreiche leichte Hammerschläge bewähren sich besser als wenige kräftige, das Eintreiben wird dadurch gleichmäßiger und besser kontrollierbar. Dieser Eintreibungsakt wird unter gleichzeitigen leichten Drehbewegungen der Zange um die Achsen der kl. Tragarme (zum leichteren Eindringen in den Knochen) so lange fortgesetzt, bis die vorher eingestellte Markierung von einem Teilstrich bis zum nächsten vorgedrungen ist. Es kommt aber vor, daß der Zangenstachel nicht genau entsprechend dem Abstand zwischen 2 Teilungsstrichen der Skala in den Knochen hemmungsfrei eindringen kann, da die Beckenschaufeln, auch je nach Einschlagsort, oft sehr unterschiedlich *schräg* gestellt sind; der Anschlagknopf gewinnt somit verschieden früh Knochenfühlung. Man merkt dann beim Einschlagen ein plötzliches Härter- und Hellerwerden des Schlagtones, zugleich rückt der Zeiger auf der Skala nicht mehr weiter vor. In solchen Fällen ist es *falsch, den Stachel gewaltsam bis zur völligen Erreichung der Markierung weitertreiben zu wollen.* Man kann dann ruhig aufhören, da der Stachel bereits genügend tief in den Knochen eingedrungen ist, um ein zuverlässiges Halten zu verbürgen. In Berücksichtigung dieser Schwierigkeiten ist ja der Stachel absichtlich etwas länger gehalten worden als sonst an sich notwendig gewesen wäre. Nach Eintreiben des Stachels auf der einen Seite verfährt man mit dem Eintreiben auf der anderen Seite ähnlich; vor allem ist das laufende Nachschrauben streng zu beachten. Zum Schluß wird die Zange durch Anziehen der kleinen „*Feststellschraube*" in sich völlig festgestellt, so daß die Zange, bedingt durch irgendeinen unglücklichen Zufall, unmöglich spontan tiefer in den Knochen oder sogar durch ihn hindurchdringen kann. Aus dem gleichen Grunde muß auch *vor* dem Anziehen der Feststellschraube der Zange die starke *Spannung* genommen werden, die durch das Nachschrauben der großen Radschraube entstanden ist. Die Radschraube wird deshalb wieder zurückgeschraubt, bis die zurückfedernde Spannung in der Zange beseitigt ist. Die Zurückfederung erfolgt ruckweise, sie wird durch seitliches Beklopfen der Zange mit dem Holzhammer beschleunigt ausgelöst. Durch die Beseitigung der Spannung soll, wie oben angedeutet, ein allmähliches Durchpressen der Zange durch den Beckenknochen in der Folgezeit vermieden werden.

Wesentlich einfacher, aber nicht ganz so zuverlässig, kann man die Eintreibung der Zangendorne in den Knochen auch folgendermaßen vornehmen: Nachdem die Zange Knochenfühlung bekommen hat, bringt man auf dem aus der Weichteilwunde herausragenden Arm eine Markierung (etwa einen Jodstrich) an, deren Abstand von den Hautwundrändern etwa der Länge des Knochendornes entspricht. Bis zu dieser Marke schlägt man dann die Zange ein. Das Unzuverlässige beruht mitunter darin, daß die Hautwunde nicht genau in der alten Höhe stehen bleibt, besonders dann, wenn sie sehr klein angelegt wurde.

Bei Befestigung der Extensionsschnur an der Zange ist darauf zu achten, daß sich der Zug zur kranken Seite etwas stärker überträgt als zur gesunden, und zwar deshalb, weil das Becken zur kranken Seite hin, je nach der Schwere des Verbandes, gern etwas in Schiefstellung gerät und dadurch hier schwerer aufliegt als an der gesunden Seite. Wunddruck und Stauungsödeme am Gesäß oder Oberschenkel sind die Folge. Durch *exzentrische Extension* an der Zange ist diesem Übelstand leicht abzuhelfen.

Die *Anlagestelle* der Zange wird an derselben Stelle, im Bereich der Spina il. sup., ausgewählt wie die der Beckendrähte bei der Behelfsschwebe. Die Bevorzugung der Spina il. ant. *inferior*, wie früher angegeben, hat sich nicht als notwendig erwiesen, da bei der Halbschwebe die Steilstellung des Beckens (Hohlkreuzbildung) nur gering ist und nicht als nennenswert lästig empfunden wird.

Die *Eintrittsstellen* der Zange werden erneut jodiert und mit seitlich eingeschnittenen, achtfach gelegten Jodoformgazekompressen *locker* bedeckt, damit etwa auftretende Eiterungen nicht in die Tiefe getrieben werden, sondern nach außen Luft und Entlastung erhalten.

Ferner ist es sehr vorteilhaft, besonders aber in den infektiös gefährdeten Fällen, für einen ungestörten Sitz der Zange oder, was praktisch meistens dasselbe ist, für eine möglichst *ruhige Lagerung des Beckens* (Defäkation, Bettrichten usw.) zu sorgen. Der Gebrauch der *Bein-Becken-Lagerungsschiene* ist daher in *allen* Fällen *prinzipiell* zu empfehlen. Aus den gleichen Gründen sollte auch der *Verbandwechsel*, wenigstens in der ersten Zeit, möglichst im *Krankenzimmer* vorgenommen werden.

Trotz obiger Vorsichtsmaßregeln habe ich aber doch einen bösen Ausgang bei Anwendung der Beckenzange erlebt. Ich halte mich für verpflichtet, ihn mitzuteilen: Bei einem schweren Kniezertrümmerungsschuß mit Totalvereiterung und Senkungsabszessen, der in verschlepptem Zustand zu uns kam, hatte sich im Gipsverband ein gefährlicher Decubitus am Steiß gebildet. Etwa 14 Tage nach Anlegung der Beckenschwebe bildete sich ein subperiostaler Abszeß an der Innenseite der Beckenschaufel aus, der leider durch Punktion erst diagnostiziert wurde, als der Patient schon moribund war. Die zu späte Entdeckung führe ich darauf zurück, daß ich auf Grund meiner bisherigen günstigen Erfahrungen eine solche Komplikation nicht mehr ernstlich in Erwägung gezogen hatte, der Schaden wäre sonst leicht zu beheben gewesen. Der Abszeß stand unter starkem Druck. Die Sektion ergab zahlreiche kleine Lungenabszesse, die Todesursache war eine Sepsis. Da bei der Obduktion das ganze Bein als tadellos in Ordnung befunden wurde, mußte als Ausgangsort der Sepsis der subperiostale Beckenabszeß angenommen werden.

Auf Grund der oben mitgeteilten schlechten Erfahrung bin ich dazu übergegangen, bei Anlegung der Beckenzange die Außenseite der Beckenschaufel durch einen etwa 6 cm langen horizontalen Schnitt freizulegen. Hierbei ist für eine gute Zugänglichkeit der schräggestellten Außenseiten der Beckenschaufeln zu sorgen; die Lagerung erfolgt daher auf dem Operationstisch mit untergeschobenem schmalem *Fußbänkchen,* ähnlich wie in Abb. 23 dargestellt. Eine Blutstillung ist selten notwendig.Nach Einsetzung; von zwei Langenbeckhaken durchbohre ich dann den Beckenknochen mit einer fast 2 cm dicken *Kugelfräse* (Abb. 25 b), etwa 5 cm unterhalb des Beckenkammes. Die Herstellung des Lochens durch einen Hohlmeißel erscheint mir als weniger zweckmäßig. Etwa $1/2$ cm oberhalb des oberen Randes des großen Loches wird dann mit einem kurzen, etwa 2 mm großen gewöhnlichen Bohrer (Abb. 25 c)

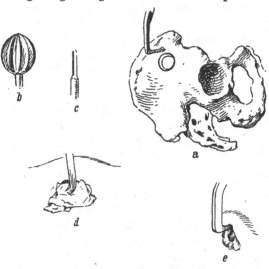

Abb. 25. a) Ansatzstelle der *Spezial-Beckenzange* am knöchernen Becken, etwa 4 cm unterhalb des Darmbeinkammes. Sicherheitsloch unterhalb des Ansatzes der Zange, vgl. Text. b) 2 cm große Kugelfräse für die Bohrung des Sicherheitsloches. c) 2 mm dicker Bohrer für die Vorbohrung des Loches für den Zangendorn. d) Mit Gaze ausgelegte Wunde bei operativ *frisch* angelegter Zange. e) Dieselbe Wunde 11 Wochen später.

ein neues Loch gebohrt. In diese kleinen Bohrlöcher werden mit leichten Hammerschlägen die Tragdorne der Zange bis zur Anschlagstelle eingetrieben, was jetzt unter Kontrolle von Auge und Finger leicht möglich ist. Die Wunden werden völlig offen gelassen und mit Jodoformgaze, welche auch in das große Bohrloch eingeführt wird, ausgefüllt (Abb. 25 d). Das große Bohrloch dient als *Sicherheitsventil* für evtl. auftretende Entzündung an der Becken*innen*seite. Die Jodoformgaze bleibt zunächst etwa 10 Tage liegen, dann wird sie locker erneuert. Ein solcher Verbandwechsel ist etwa alle 8 Tage notwendig. Im Laufe der folgenden Wochen schrumpft die Wunde mehr und mehr, so daß späterhin nur noch ein völlig reizloser tiefer Wundkanal übrigbleibt (Abb. 25 e). Bei diesem Vorgehen trat bisher überhaupt keine entzündliche Weichteilreaktion mehr ein, so daß anscheinend auch diese Sorgenquelle verstopft ist. Während ich anfangs nur in den besonders gefährdeten Fällen (Hüfteiterung) eine solche operative Freilegung mit prophylaktischer

Durchbohrung der Beckenschaufel vornahm, gehe ich jetzt mehr und mehr dazu über, auch in unverdächtigen Fällen obige vorsichtige Methode der Zangenanlegung zur *Methode der Wahl* zu machen, da mir Sicherheit wichtiger erscheint als Eleganz. Das *Entzündungsproblem* bei der Beckenzange scheint dadurch gelöst zu sein.

Dauer der Anwendungsmöglichkeit. Ähnlich den Extensionsdrähten bei der improvisierten Schwebelagerung können auch die Zangen mehrere Monate liegen bleiben. Die längste Liegezeit beträgt bisher 21 Wochen. Eine vorzeitige Entfernung der Zange war bisher nur in einem Falle der ersten Versuchszeit wegen Entzündung notwendig. Bei Anwendung der oben mitgeteilten besonders vorsichtigen Anlegungsart dürfte ein solches Ereignis aber so leicht wohl nicht wieder eintreten. Es erscheint mir als sicher, daß auch die Zangen mindestens so lange liegenbleiben können, bis die *kritische Zeit* der Wunden und des Kranken überwunden ist. Ist bei einem Schwerverwundeten im Verlaufe der ersten 10 Wochen nach der Zangenanlegung noch keine entscheidende Wendung zum Besseren eingetreten, so helfen im allgemeinen die nächsten 10 Wochen auch nicht mehr viel.

Beckenzange trotz und in eitriger Wunde an der Beckenschaufel. Man darf auch nicht vergessen, daß es sich in allen Fällen, in denen die Zangen angelegt werden sollen, um *Notzustände* handelt, bei deren Bezwingung uns kleine Schwierigkeiten nicht hemmen können. So habe ich bei einem Schwerverwundeten mit zahlreichen großen decubitalen Prozessen am ganzen Körper, besonders aber über dem Steißbein, die Zange *in* einer großen granulierenden noch eitrigen *Wunde am Beckenkamm* selbst anlegen müssen. Wie erwartet, traten ernstere Schwierigkeiten nicht auf. Sicherlich spielen in solchen Fällen lokale, immunisatorische Gewebsvorgänge eine helfende Rolle. Natürlich ist die Zangenanlegung in solchen Fällen nur dann möglich, wenn der Beckenkammknochen selber noch gesund und tragfähig ist (Röntgenbild!).

Zange oder Behelfsvorrichtung? Der Hauptvorzug der Zange gegenüber den Drähten besteht darin, daß sie auch bei *nichtabgemagerten* Verwundeten anwendbar ist, bei denen die Beckenkammdrähte versagen, da der Bauch im Wege steht. Ich erlebte es auch einmal, daß bei einem schweren Kniegelenksfall mit großem Decubitus am Steiß sich der Kranke nach Wundversorgung, wie in Abb. 45 dargestellt, derartig erholte und an Gewicht zunahm, daß zuletzt der Draht sich tief in die höhertretenden Bauchdecken eindrückte; es mußten Entlastungsschnitte vorgenommen werden. Die Zange jedoch kann sogar bei beleibten Patienten, sofern das seitliche Fettpolster nicht allzu mächtig ist, angelegt werden, zumal sie 100 kg *Belastung* verträgt.

Dennoch ziehe ich in einfachen Fällen, wenn vor allem ernste Entzündungsprozesse im Bereich der Hüfte *fehlen*, die Beckendrähte vor. Besteht aber erhöhte Infektionsgefahr (Hüftgelenk-

eiterung), so lege ich lieber den Beckenknochen operativ frei und
benutze die Zange. Die Indikationsstellung hat sich also gegen-

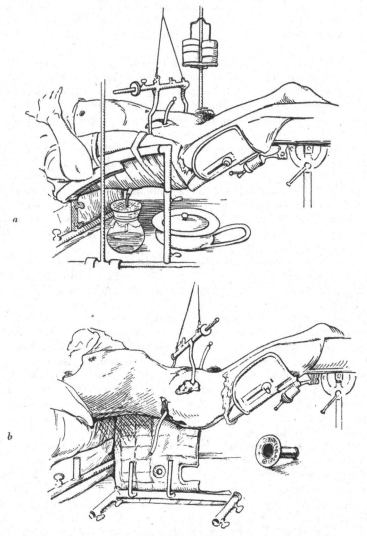

Abb. 26. a) Lagerung bei schwer infizierter Schußverletzung des *Kreuz-Darmbein-Gelenkes*. Drain durch
Beckentrage durchgeleitet. Die Beckenschwebe beseitigt jeglichen schädlichen Wunddruck; die große
Lagerungsschiene sorgt für Ruhigstellung. b) Derselbe Kranke beim Verbandwechsel. Teilschwebe
vorübergehend in Vollschwebe verwandelt. Die heruntergeklappte Beckentrage gewährt freiesten Zugang zur Wunde. Zusatzskizze: Alte Heftpflasterrolle sorgt für ungehemmten Durchtritt des Wunddrains durch die Beckentrage.

über früher (1. Auflage) seit Einführung der *operativen* Zangenanlegung zugunsten letzterer verschoben.

Alles in allem darf festgestellt werden, daß die knöcherne Halbschwebelagerung des Beckens, insbesondere bei allen ernsten decu-

bitalen Prozessen im Bereiche des rückseitigen Beckens, bei denen der Kranke aus anderen Gründen (große allgemeine Schwäche, sonstige Verwundungen) nicht auf den Bauch oder auf die Seite gelegt werden kann, schlechterdings *unentbehrlich* ist.

Wie ich aber bereits auf S. 36 andeutete, scheint darüber hinaus der Anwendung der Beckenschwebe im Verein mit zusätzlichen Lagerungsmitteln für die Behandlung schwerster Knie-, Oberschenkel- und Hüfteiterungen (auch ohne Steißdecubitus) eine zur Zeit vielleicht noch ungeahnte Bedeutung zuzukommen! Näheres siehe in den Sonderabschnitten.

II. Kreuz-Darmbeingelenk.

Ähnlich den schwer infizierten Weichteilwunden am rückwärtigen Becken benötigen erst recht die dortigen infizierten Knochenschußwunden, besonders diejenige des *Kreuz-Darmbeingelenkes*, eine Ruhigstellung der ganzen unteren Körperhälfte und Fernhaltung jeglichen stärkeren Druckes auf die Wunde. Lagerung in der großen Schiene im Verein mit Anwendung der Teilschwebe erreichen dieses Ziel spielend (Abb. 26). Ein *durchgehendes Drain* erleichtert weiterhin den Eiterabfluß und gestattet einen *selteneren Verbandwechsel*. Für die Durchleitung des Drains müssen einige Nähte der Beckentrage, die aus Einzelgurten zusammengesetzt ist, an der genau zu bestimmenden Stelle entfernt werden. Ein genügend großes Schutzrohr (Abb. 26 b), hergestellt aus einer alten Heftpflasterrolle, leitet das Drainrohr unbehelligt durch das Zellstoffpolster und die Beckentrage hindurch (Abb. 26 a und b). Eine zusätzliche Feststellung des Beines wie bei Hüftgelenkeiterungen (Abb. 29) ist hier nicht notwendig.

In den *nichtschweren Fällen* ist die Schienenlagerung nicht unbedingt erforderlich, es genügt zur Not die freie Lagerung im Bett mit Anlegung der Beckenschwebe. Ist aber eine große Lagerungsschiene oder deren Ersatz (Abb. 12) vorhanden, so sollte man auf ihre gleichzeitige Anwendung *grundsätzlich* nicht verzichten, da sie wesentlich die *Verträglichkeit der Beckenschwebe* unterstützt. In noch einfacheren Fällen kann man auch ohne Beckenschwebe, nur durch Seitenlagerung des Kranken, eine genügende Ruhigstellung und Entlastung der Wunden erreichen.

III. Hüftgelenk.

Milde Hüftgelenkeiterung; Wunden in der Hüftumgebung.

Bei Hüftgelenkeiterungen wird im unkomplizierten Fall nach breiter Eröffnung des Gelenkes, am besten mit dem großen Hüftgelenkschnitt nach Lexer oder der neuen Methode nach Läwen, zur Ruhigstellung ein großer, gefensterter Beckengipsverband angelegt, der bis zur Achsel hinaufreicht und auch den gesunden

Oberschenkel bis zum Kniegelenk umfaßt (Abb. 27). Zur Vermeidung des *Fensterödems* wird zweckmäßig eine Filzplatte eingelegt, durch deren zentrales Loch die Gelenkdrainage nach außen geleitet wird. Zur Entlastung des Gelenkes bzw. zur Aufrechterhaltung eines genügenden Wundspaltes besonders nach Hüftkopfentfernung wird ein *Tibia-Extensionsdraht* mit eingegipst. Zeigt trotz dieser Lagerung und trotz der Extension der Schenkelhals mit dem Trochantermassiv Neigung nach hinten zu luxieren, so

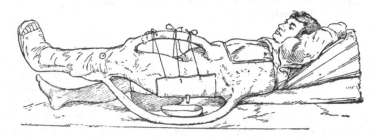

Abb. 27. Großer Beckengips bis zur Achselfalte unter Einbeziehung des gesunden Oberschenkels, notwendig bei schweren Hüft- und Oberschenkelverletzungen. Gips im oberen Teil schalenförmig ausgeschnitten. Verhütung des Fensterödems durch hochgebundene *Filzplatte*. Wunddrain, durch ein *Loch* in der Filzplatte nach außen geführt, verhütet Sekretstauung. Große *Gipsbügel* verhüten Wunddruck und erleichtern Defäkation.

kann dieses durch Anlegen einer *Knochenzange* leicht verhütet werden. Die Knochenzange wird am Gipsbügel über dem Gipsfenster festgegipst.

Kann ein Gipsverband nicht angelegt werden (etwa wegen ausgedehnter Wunden am Oberschenkel oder besonders am rückwärtigen Becken), so wird die Lagerung auf der Bein-Becken-Lagerungsschiene vorgenommen, die in diesen Fällen einen vollwertigen Beckengipsersatz darstellt (Abb. 28). Aus oben angeführten Gründen wird zugleich eine Extension am Tibiaknorren angelegt. Der Verbandwechsel wird durch Verwendung einer Schiene mit „umlegbarer Beckentrage" sehr einfach gestaltet, man braucht nur *vor* Umlegen der Beckentrage einen Stützbock mit einem Brett (Abb. 28 b) unter den Steiß zu schieben (Abb. 28 c), wodurch unter völliger Beibehaltung der ursprünglichen Lage die kranke Hüftgegend nach Umlegen der Beckentrage frei zugänglich zutage tritt (Abb. 28 d). Diese Methode der einfachen Lagerung in der Schiene ist besonders erfolgreich bei ausgedehnten eitrigen *Weichteilwunden an der seitlichen Hüftgegend* mit Einbeziehung des Oberschenkels. Bei den Hüft*gelenk*eiterungen jedoch führt sie nur in den (seltenen) relativ *milden* Fällen zum Ziele, denn der Patient liegt ja mit seinem Körpergewicht z. T. auf seinen Wunden, der Eiter hat oft nicht genügenden Abfluß, auch dann noch nicht, wenn man das Hauptdrain durch einen Schlitz in der Beckentrage nach außen ableitet, ähnlich wie in Abb. 26 a. Bei den (meistens) *schweren* Hüftgelenkeiterungen muß daher, ähnlich wie bei der Komplikation durch

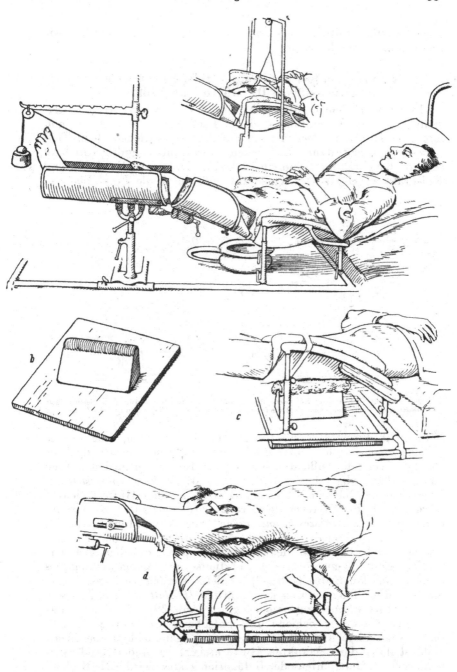

Abb. 28. a) Lagerung bei eitrigen Weichteilwunden in der Hüftumgebung oder bei *milden* Hüftgelenkeiterungen. Beim Verbinden wird ein Brett mit Beckenkeil (b) unter die Beckentrage geschoben (c),
darauf folgendes Herunterklappen der Beckentrage legt die Wunden ideal frei (d) ohne Störung der
Ruhigstellung.

einen Steißdecubitus, eine Lagerung vorgenommen werden wie im folgenden beschrieben:

Schwere Hüftgelenkeiterung; Hüftgelenkeiterung mit gleichzeitigem Decubitus am Steiß.

In diesen Fällen bewährt sich folgendes Vorgehen: Nach Fertigstellung der Hüftoperation wird die Beckenschwebe angelegt und mit ihrer Hilfe das Becken noch auf dem Operationstisch in Teilschwebe gebracht, damit das Becken sofort seine endgültige Stellung (leichte Kippstellung) einnehmen kann. Dann werden Fuß- und Kniedraht angelegt. Der Kniedraht muß durch die *Femurkondylen*

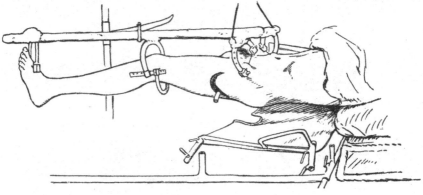

Abb. 29.   Lagerung bei *schwerer* Hüftgelenkeiterung oder bei Hüftgelenkeiterung mit gleichzeitigem *Decubitus* am Steiß. Zeichnung zeigt die für den Verbandwechsel halbseitig umgelegte Trage.

(und nicht durch die Tub. tibiae!) angelegt werden, weil nur so jegliche unerwünschte, aber infolge der Halbschwebe des Beckens leicht auftretende Außendrehstellung des Beines vermieden werden kann, welche, abgesehen von der ungünstigen *Versteifungsstellung*, eine ernste Behinderung des *Eiterabflusses* aus der Hüfte bedeuten würde. Der Femur-Kondylen-Draht wird vorteilhaft in Verbindung mit der „*Knieresektionsschiene*" zur Anwendung gebracht, weil auf diese Weise noch nachträglich die Stärke der *Hüftentlastung* durch die Oberschenkelextension nach Belieben geändert werden kann, ebenso wie die Rotations- und Beugestellung des Beines und der Hüfte (s. S. 67). Zuletzt werden Beckenschwebe, Knie- und Fußbügel durch eine kräftige *Holzlatte* zu einer *in sich völlig starren Einheit* zusammengegipst (Abb. 29). Wird jetzt das Ganze in die große Schiene mit umlegbarer Beckentrage gelegt, so ist trotz Aufrechterhaltung der freien Zugänglichkeit eine ideale Ruhigstellung der erkrankten Hüfte erzielt, die weder durch Verbandwechsel, Bettrichten oder Defäkation gestört wird. Die Beckenschwebe wird nach Feststellung des sog. Beckengewichtes (s. S. 41) durch exakt bestimmte Gegengewichte, wie besonders gut auf

Abb. 45 zu sehen ist, betätigt. Die Beckentrage wird mit *Zellstoff-platten* ausgelegt, nicht so sehr zur Polsterung, die infolge der Teil-schwebe ja kaum noch notwendig ist, als vielmehr zur Aufsaugung der Wundsekrete. Filz- oder Faktispolster würden durch Eiter-aufsaugung allzusehr verschmutzen. Die *Verschmutzung der Becken-trage* wird vermieden durch ein untergelegtes Gummi- oder BILLROTH-Batisttuch. Für denselben Zweck empfiehlt sich ferner die Durch-leitung des Hauptdrains durch die Beckentrage (Abb. 26), wodurch zugleich auch jegliche Wundstauung vermieden wird.

Obige Art der Lagerung ist somit dem (oft sowieso nicht anleg-baren) *Gipsverband in jeder Hinsicht überlegen*, sie scheint mir die Methode der Zukunft werden zu können!

Liegt der Kranke jedoch nicht auf der großen Beckenschiene, sondern *frei im Bett* (ähnlich Abb. 45 b) und muß er somit beim Verbinden, Bettrichten oder bei der Defäkation angehoben werden, so ist die Ruhigstellung in der Hüfte nur dann gewährleistet, wenn Becken und Bein *gleichmäßig* angehoben werden! Bei einseitiger Hebung, z. B. des Fußendes, kommt es trotz des Holzstabes zu einer deutlichnn Knickbildung im Bereich der Hüfte. Die freie Lagerung im Bett kann also bei Hüftgelenkeiterungen nur als ein *Notbehelf* bezeichnet werden.

IV. Oberschenkel.

Bei Oberschenkelschußfrakturen stellt der gefensterte Becken-gipsverband mit eingegipster Extension durch den Tibiaknorren das Normalverfahren dar. Über Fragen allgemeiner Art: Gips-verband und Extension usw. siehe allgemeiner Teil S. 4 und 11.

Schußfraktur mit schwierigen Weichteilwunden. Muß bei *schwie-rigen Weichteilwunden* das Gipsfenster sehr groß angelegt werden, so daß die Fraktur ihren Halt verliert, so kann man versuchen, durch Hochbinden von aufgelegten *Filzplatten* den Schaden zu be-heben. Durch dieses Verfahren wird aber die Ruhigstellung erheblich gestört, da die unterstützenden Platten bei jedem Verbandwechsel entfernt werden müssen. Zudem wird der Wunddruck mit seiner folgenschweren Sekretstauung nicht beseitigt (Einzelheiten s. S. 4). Es ist daher viel sicherer und viel radikaler im Erfolg, die Fraktur mit Hilfe von *Knochenzangen* richtigzustellen und die Zangen selbst an einem großen Gipsbügel festzugipsen (Abb. 30). Wie im allgemeinen Teil ausgeführt, besteht die Funktion der Zangen aber nicht so sehr in der Erreichung und Aufrechterhaltung einer guten Knochenstellung, sondern vielmehr darin, durch Befreiung der Wundweichteile von jeglichem Druck vor allem die Entzündung bekämpfen zu helfen. Dieses Ziel wird um so leichter erreicht, als die angelegten Knochenzangen die Ausschneidung eines wesentlich größeren Gipsfensters als sonst ermöglichen. Zur speziellen Technik sei hier ergänzend noch folgendes erwähnt:

Sofern in der vorhergegangenen Behandlungszeit nicht bereits eine *Drahtextension* durch den Schienbeinknorren angelegt wurde, wird diese als erster Akt des Eingriffs ausgeführt. Dann erfolgt, falls notwendig, die Wundrevision, wobei zugleich die Zangen am Knochen angelegt werden. Jetzt wird mit Hilfe von Zügen und Gegenzügen das gebrochene Bein genau in die Stellung gebracht, die es später im Gipsverband einnehmen soll. Am einfachsten ist dieses natürlich auf einem Spezialgipstisch, etwa dem HOWLEY-

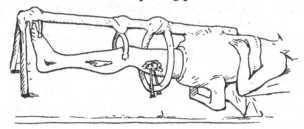

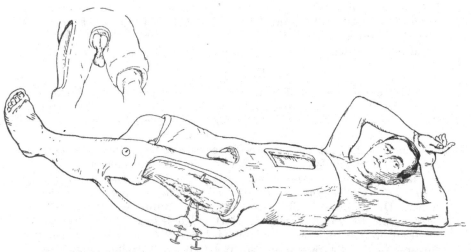

Abb. 30. Knochenzangen bei großem Gipsfenster. Gips reicht bis Achselfalte und umfaßt gesunden Oberschenkel, um außer größerer Ruhigstellung vor allem bessere Gewichtsverteilung (Decubitus-, Stauungsgefahr!) zu erreichen. Eingegipster Draht durch Tub. tibiae entlastet die Oberschenkelzangen. Zusatzskizze: Dieselbe Lagerung noch zweckmäßiger und einfacher mit dem Holzlatten-Gipsverband. Der Verband ist schneller anzulegen und gewährt noch bessere Zugänglichkeit zum ganzen Bein.

Tisch, zu erreichen. Erst nach erreichter exakter evtl. durch eine Röntgenaufnahme kontrollierter Stellung werden Bein und Becken gepolstert. Bei der dann zunächst erfolgenden Anlegung des Becken-teiles des Gipsverbandes ist zu berücksichtigen, daß infolge all-mählichen *Zusammensinkens der Beckenpolsterung* durch die Last des Körpers das Becken nachträglich tiefer zu liegen kommt, als es ursprünglich lag. Da aber die Frakturstelle durch die Zangen unverrückbar in ihrer alten Höhenlage gehalten wird, entsteht somit leicht eine mäßige Abknickung der Fraktur nach vorne im

Sinne einer *Antekurvation*. Zwar kann man diesen Knick nachträglich wieder ausgleichen durch ein Zurückschrauben der Zangen (siehe allgemeiner Teil S. 29), doch ist es besser, diesen nachträglich eintretenden Stellungsfehler von Anfang an zu vermeiden. Hierzu

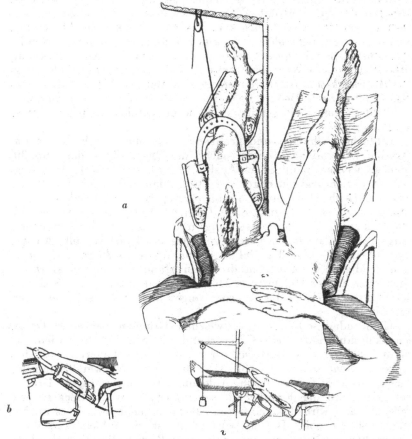

Abb. 31. a) Lagerung bei Oberschenkelschußfraktur in *leichten* und *mittelschweren* Fällen, wenn ein Gipsverband aus irgendwelchen Gründen nicht angelegt werden kann oder soll. Zellstoffpolsterung des Beines. b) Durchleitung des Wunddrains durch die durchlochte Beinschale. c) Heruntergeklappte Oberschenkelschale, erleichtert Wundversorgung usw.

ist es notwendig, nach Fertigstellung des Beckenteiles des Gipses den Kranken von der Beckenstütze herabzuziehen und jetzt den Gips selber auf die Stütze zu legen, so daß von nun an der Patient mit seinem Gewicht die Polsterung im Beckengips zusammendrückt. Erst dann wird die Fertigstellung des Beinteiles des Gipses mit seinen Brücken und die Festgipsung der Zangen vorgenommen.

Je größer das ausgeschnittene Gipsfenster ist, desto sorgfältiger muß eine möglichst gleichmäßige *Gewichtsverteilung am* Becken, auch zur Entlastung des Beckens selbst, vorgenommen werden. Der

Gips wird daher bis zur Achselfalte hinaufgeführt; der gesunde
Oberschenkel ist ebenfalls einzugipsen. Besondere Sorgfalt ist dem
Abschluß des Gipses in der Aftergegend zu widmen, da der eng an
den After herangeführte Gipsverband (Abb. 30, Zusatzskizze) zur
Entlastung der übrigen, stark decubitusgefährdeten Teile des rückwärtigen Beckens beiträgt. Ferner ist peinlichst darauf zu achten,
daß an der Eintrittstelle des kranken Oberschenkels in die rumpfwärts gelegene Gipsröhre bzw. am rumpfwärts gelegenen Rande
des Gipsfensters keinerlei *Stauung* durch Druck entstehen kann.
Dies ist am zuverlässigsten durch besonders *reichliche Polsterung
des Oberschenkels an seiner Unterseite* zu erreichen. Diese Polsterung
kann später nach Bedarf nach und nach herausgezogen werden;
es bleibt so immer ein schützender Raum zwischen Bein und Gipsrand bestehen.

Einfacher, schneller und großzügiger als oben geschildert kann
derselbe Verband auch entsprechend der Zusatzskizze der Abb. 30
angelegt werden in folgender Ausführungsreihenfolge: 1. Anlegung
von Extensionsdrähten durch die Tub. tibiae und durch den Metatarsus I (Abb. 41 d) unter strenger Asepsis, 2. Anfertigung des
Rumpfgipses, 3. Angipsung eines Teiles der Holzlatte wie in Abb. 44
Zusatzskizze, 4. Wundversorgung und Anlegung der Knochenzangen, 5. Angipsung des zweiten Teiles der Holzlatte mit Angipsung des Knie- und des Fußbügels an dieser, 6. Angipsung eines
(genügend großen!) kräftigen, durch ein Aluminiumband verstärkten
Gipsringes an der Holzlatte in Höhe der Frakturwunde, 7. Stellung
der Fraktur mit Hilfe der Knochenzangen und Festgipsung letzterer
am Gipsring.

Kann oder soll aus irgendwelchen Gründen bei einer Oberschenkelschußfraktur ein Gipsverband nicht angelegt werden, so
ist in leichteren und mittelschweren Fällen eine Lagerung auf der
großen *Schiene* angezeigt (Abb. 31). Diese wird zweckmäßig folgendermaßen ausgeführt: Nach Anlegung der notwendigen Drahtextension wird der Kranke mit seinem Gesäß in die Beckentrage
gelegt. Dann wird das gebrochene Bein so gehalten, wie es in der
Schiene liegen soll. Darauf wird zunächst die Schiene mit ihrer
Unterschenkelschale angelegt; zum Schluß wird die Oberschenkelschale mit leichtem Druck an den Oberschenkel herangeführt, was
mit Hilfe des Kugelgelenkes besonders leicht und einfühlend möglich ist. Hierbei ist es bei stärkerer Abduktionsstellung des Oberschenkels oft vorteilhaft, das proximale, stark verjüngte Ende der
Oberschenkelschale in die Beckentrage (also zwischen hohem Oberschenkel und Stoffbespannung) einzuschieben (Abb. 9). Hierdurch
wird die feste Verbindung von Bein und Becken nur noch betont.

Verbandwechsel und Wundrevision werden durch *Herabklappen
des Oberschenkelteils* der Schiene sehr einfach für Patient und Arzt
gestaltet (Abb. 31, Zusatzskizze).

**Rebellische Schußfrakturen mit sehr ausgedehnten Weichteil-
wunden mit und ohne Decubitus am Steiß.** In diesen Fällen erweist

sich das folgende großzügige Verfahren zugleich auch als das einfachste und zuverlässigste (Abb. 32): Nach Anlegung der Beckenschwebe und des Tibia- (oder Femur-Condylen-) Drahtes werden
beide Teile durch einen kräftigen, durch Gipsumwicklung verstärkten Holzstab miteinander fest verbunden. In Höhe der Fraktur
wird dann ein Aluminiumgipsring am Holzstab festgegipst. Zum
Schluß wird die Fraktur mit Hilfe von Knochenzangen exakt
gestellt; die Knochenzangen werden ihrerseits am Gipsring befestigt.
Bei diesem Vorgehen darf man nicht vergessen, vor Festgipsen des

Holzstabes an der Becken-
zange das Becken in Teil-
schwebe zu bringen, damit
es schon jetzt seine end-
gültige Stellung einnehmen
kann. Nachträgliche Knick-
bildungen an der Fraktur
werden hierdurch vermieden
(vgl. S. 83). Wie Abb. 32
zeigt, werden Oberschenkel
und Becken durch den an-
gegipsten Holzstab in eine
unverrückbare Stellung zueinander gebracht und in
dieser Stellung wochenlang
gehalten. Um die Lagerung
vollkommen zu machen und
dadurch dem Kranken größte
Bequemlichkeit zu gewäh-

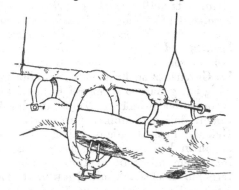

Abb. 32. Behandlung und Lagerung bei Oberschenkelfraktur
mit schwierigen Weichteilwunden und gleichzeitigem *Steißdecubitus.* Für die weitere Lagerung des Kranken *genügt*
die freie Bettlagerung; *wesentlich besser* (Gesamtruhigstellung!) ist aber die Lagerung auf einer Beckentrage,
ähnlich Abb. 47. Näheres siehe Text. Die übliche Befestigung des Fußes an der Holzstange erfolgt wie in der
Abb. 29 dargestellt.

ren, befestigt man auch noch den Unterschenkel an der Holzlatte (ähnlich wie in Abb. 47) und lagert den Kranken auf eine Behelfsbecken-
trage oder auf die Bein-Becken-Lagerungsschiene (ähnlich wie in
Abb. 47). Eine Gesamtruhigstellung bei größter Wundentlastung
und idealer Übersichtlichkeit ist hierdurch erreicht, vor allem ist
auch der Sitz der Beckenzange ungestört und reaktionslos.

Wie früher schon wiederholt erwähnt (S. 29), ist man bei der
Stellung der Fraktur durch die Knochenzangen von den sonst
üblichen Stellungsregeln (Abduktion, Flexion usw.) unabhängig, man
kann also vor allem nach Belieben eine Horizontalstellung des
Oberschenkels vornehmen. Nur die *Außenrotationsstellung* muß
betont berücksichtigt werden, da infolge der Beckenteilschwebe das
Eigengewicht des oberen Oberschenkels besonders wirksam wird
und das zentrale Fragment in stärkere Außendrehstellung bringen
kann. — Das dargelegte Behandlungs- und Lagerungsverfahren
bewährt sich gerade in den schwierigsten Fällen (mit und ohne
Decubitus) als eine Erlösung für den Kranken und den Arzt.

V. Kniegelenk.

Wahl der Operationsmethode; Resektion?

In wiederholten Arbeiten habe ich mich bei der Behandlung des einwandfrei vereiterten Kniegelenkes für die sofortige „*sparsame Knieresektion*" eingesetzt, da man mit einer Resektion besser als mit jeder anderen Methode schwerste Vereiterungen mit Phlegmonen und Röhrenabszessen zuverlässig beherrschen und zur Ausheilung (Versteifung) bringen kann. Meine Ausführungen gipfelten in dem Grundsatz, daß bei *sichergestellter Kniegelenkvereiterung jedes Herumprobieren (Punktionen Incisionen) unterlassen und sofort ein radikaler Eingriff entweder die horizontale Kondylenresektion nach* LÄWEN, *oder, am besten, die „sparsame" Resektion vorgenommen werden sollte.* Ein solcher Grundsatz würde sich im Kriege, wo im Gegensatz zu Friedenszeiten eine Unzahl von Ärzten chirurgisch tätig ist, genau so segensreich auswirken wie die prinzipielle Unterlassung der primären Wundnaht im Felde. Ich möchte aber betonen, daß sich obiger Grundsatz nur auf die völlig vereiterten Gelenke bezieht, nicht jedoch auf die *frischen Gelenkschüsse*, bei denen in Frühfällen konservative Behandlungsmethoden, vielleicht im Verein mit Sulfonamidbehandlung, gute Erfolge erzielen. Des ferneren möchte ich mit RÜCKERT betonen, daß bei der Behandlung eitriger Kniegelenke nicht die Art der Operation („sparsame" oder „radikale" Resektion, Läwen'sche Operation) an sich entscheidend ist, sondern ausschlaggebend ist die Art der postoperativen Behandlung, das heißt praktisch, die *Art der Ruhigstellung und Zugänglichkeit.* Ich meine somit auch, daß die Behandlungsergebnisse, z. B. der Operationen nach LÄWEN, PAYR oder WUSTMANN, durch Verbesserung der postoperativen Behandlung (Ruhigstellung) noch verbessert werden könnten. Trotz obiger Einschränkung für die leichten und mittelschweren Fälle glaube ich aber, daß besonders in den schweren Fällen eine vernünftige Resektion den anderen Methoden überlegen ist, da sie besser als alle anderen Methoden das Gelenk in seinen verborgenen Buchten freilegt und dauernd offen hält, da man die Röhrenabszesse sofort bei der Operation sicherer erkennen (vgl. S. 64) und da man zuverlässiger die Knochenschußwunde in Ordnung bringen kann. Die örtlichen Entzündungserscheinungen gehen schneller und sicherer zurück als bei den anderen Methoden.

Diese *Überlegenheit der Resektion* ist aber gebunden an die postoperative absolute Ruhigstellung (straffgespannte Drähte, starke, gut vergipste Holzlatten, s. unten). Wird diese Ruhigstellung jedoch nicht sorgfältig durchgeführt, so wirkt sich die *Resektion sofort ungünstiger aus als die übrigen Methoden!* Denn bei der Resektion wird dem Gelenk durch Beseitigung der Bänder jeglicher innerer Halt genommen; wird dieser postoperativ nicht künstlich durch die Art der Lagerung wiederhergestellt, so finden die Wunden keine Ruhe; besonders kommt es in der Längsrichtung zu dauernden

Stauchungs- und Saugungsvorgängen; solche Kniee sind damit vor allem *nicht transportfähig.* Man sieht also, daß die ganze *Streitfrage über den Wert der Resektion* nichts anderes ist als eine Frage der postoperativen Ruhigstellung.

„Sparsame" Resektion oder „radikale" Resektion.

Die sparsame Resektion, so wie sie im nächsten Abschnitt geschildert wird, ergibt nicht ganz dasselbe saubere Operationsfeld wie die sogenannte radikale Resektion. Dafür aber stellt die sparsame Resektion den wesentlich kleineren Eingriff für den Patienten dar, der auch in kürzerer Zeit durchzuführen ist. Hauptsächlich aus diesem Grunde ziehe ich die sparsame Resektion vor, denn sie ist *in vielen (absolut und relativ genommen) Fällen noch ausführbar, in denen die radikale Resektion bereits als zu gewagt erscheint.* Die Erhaltung der Capsula fibrosa in der Kniekehle als Schutz für die Art. poplitea (Näheres S. 62) stellt einen weiteren Vorzug der sparsamen Resektion dar. Im übrigen hat sich die Radikalität der sparsamen Resektion in der Praxis als vollauf genügend erwiesen. Ferner führt die radikale Resek-

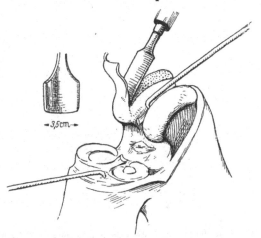

Abb. 33. Sparsame Knieresektion: mit großem scharfem Hohlmeißel (Zusatzskizze) wird nur eine schmale Knorpelknochenschicht abgemeißelt. Großer Weichteilschnitt bis über die hintere Kniegelenktasche hinaus.

tion öfter als die sparsame Resektion zur *Schlottergelenkbildung;* auch ergibt sie eine starke *Beinverkürzung.* Zwar ist eine gewisse Verkürzung für die Funktion eines versteiften Beines von Vorteil, doch sollte man hier sehr sparsam vorgehen besonders mit Rücksicht auf spätere *Gelenkplastiken,* denen nach den schönen Erfolgen von Gebhardt Hohenlychen doch eine größere Bedeutung zuzukommen scheint, als es eine Zeitlang schien.

Technik der sparsamen Knieresektion.

Der *quere Hautschnitt* direkt unterhalb der Kniescheibe kann gar nicht weit genug kniekehlenwärts geführt werden, er muß tatsächlich bis zur Höhe der Kniekehlenhaut (Abb. 33) reichen! Nur so lassen sich erneute Taschenbildungen und Hindernisse, die einem völlig ungestörten Eiterabfluß im Wege stehen, vermeiden. Aus demselben Grunde müssen nach Eröffnung des Gelenks alle *Bänder* (Kreuzbänder, Seitenbänder) und hinderlichen *Sehnen* durchtrennt werden. Dieses kann nicht immer streng anatomisch unter Führung des

Auges geschehen, da infolge der entzündlichen Zerstörungen, Ablagerungen und Wucherungen das anatomische Bild meistens erheblich zerstört ist. In solchen Fällen bestimmt der *tastende Finger* zuverlässig alles zu durchtrennende Gewebe. Die Durchtrennung der Weichteile an der Innenseite des Gelenkes stößt auf keinerlei Schwierigkeiten, weil hier Nerven oder Blutgefäße nicht in Gefahr kommen. Man durchtrennt einfach so lange, bis auch das ganze innere Kniegelenk seitlich frei liegt. An der Außenseite des Kniegelenks muß man etwas achtsamer sein, um nicht den N.

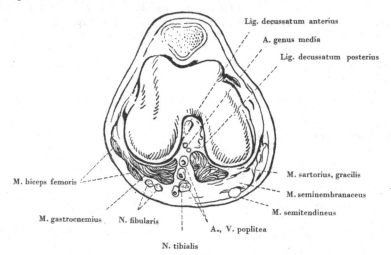

Abb. 34. Schnitt durch das Kniegelenk in Höhe der Gelenkfläche: Gefährdete Lage des N. peroneus (N. fibularis) und der Art. genus media. (Unter Benutzung einer Abbildung aus v. LANZ-WACHSMUTH: Praktische Anatomie).

peroneus (Abb. 34) zu gefährden. Dieser Nerv kommt aber nicht in Gefahr, wenn man die Sehne des M. biceps schont, da auch ohne deren Durchtrennung das Knie weit genug eröffnet wird. In einigen, besonders den anoperierten Fällen kommt der Nerv infolge der verworrenen Anatomie bei rücksichtslosem Vorgehen leicht in Gefahr! Ferner ist darauf zu achten, daß der breite *Tractus iliotibialis* völlig durchtrennt wird, da sein Stehenlassen ein seitliches Abflußhindernis bedeutet. Diese an sich sebstverständliche Forderung kann aber leicht übersehen werden, da der Tractus bei gebeugtem Knie sehr weit kniekehlenwärts liegt und in dieser Stellung das Gelenk seitlich völlig frei gibt. Streckt man dann aber das Knie, so tritt er wieder kniescheibenwärts vor. Es ist also zu empfehlen, nach beendigter Operation das *Knie probeweise zu strecken*, um sich von seiner tatsächlichen Freilegung zu überzeugen. Ferner ist bei der Durchtrennung des *hinteren Kreuzbandes* Vorsicht am Platze, besonders, wenn man in Blutleere operiert. Ohne hierbei sofort an eine Verletzung der *Art. poplitea* zu denken, ist es aber sehr unerwünscht, daß diese Arterie bei allzu forscher Durchtrennung des hinteren

Kreuzbandes unnötig von den schützenden Weichteilen (Capsula fibrosa) entblößt und dadurch freigelegt wird (LÄWEN). Diese unnötige Freilegung führt zwar trotz der schweren eitrigen Entzündung im angrenzenden Kniegelenk wohl kaum jemals zur septischen Wandnekrose mit ihren üblichen Folgeerscheinungen, besonders der septischen Blutung (RÜCKERT), doch kann sie sehr gut den Weg für *Senkungsabszesse* frei machen. Bei Operationen in Blutleere ist ebenfalls darauf zu achten, daß man an dieser Stelle die meistens durchtrennte, relativ großkalibrige *Art. genus media* aufsucht und unterbindet, um eine postoperative Blutung zu vermeiden.

Nach radikaler Entfernung beider Menisci mitsamt den Kapselansätzen und nach möglichst sauberer Entfernung der *Kreuzbandstümpfe* in der Fossa intercondyloidea (Vermeidung langwieriger Demarkationseiterung) werden der eitrig zerstörte Knorpel und Knochen entfernt. Bei der Resektion des Knochens kann in vielen Frühfällen, solange der Knorpel noch teilweise erhalten ist, durch Verwendung eines entsprechend großen, sehr scharfen *Hohlmeißels* (Abb. 33) die Form der resezierten Gelenkflächen schnell und einfach so gestaltet werden, daß praktisch nicht viel mehr als nur der Knorpel fortfällt und fast völlig kongruente Resektionsflächen an Femur und Tibia entstehen. In einem schon länger entzündeten Gelenk lassen sich die Knorpelbeläge oft wie Apfelsinenschalen abschälen. In diesen Fällen zeigt schon das Röntgenbild eine deutliche subchondrale Aufhellungszone (Abb. 40 a). Es erscheint mir aber als fraglich, ob die so verlockend einfache Abschälung des Knorpels zweckmäßig ist, da die darunterliegende sklerosierte schmale „*Knochengrenzlamelle*" (WALKHOFF) einer knöchernen Konsolidation nicht gerade günstig zu sein scheint. Es dürfte demnach wohl besser sein, mit dem Knorpel auch noch eine schmale Knochenschicht abzumeißeln. — Der Gebrauch des Hohlmeißels hat noch den weiteren Vorzug, daß der *Tibiakopf* seitlich nicht von seinen *Weichteilen entblößt* werden braucht, wie es bei Gebrauch einer Säge aber notwendig wäre. Der Hohlmeißel schafft schnell eine schöne Knochenmulde im Tibiakopf, in welche die Femur-Resektionsfläche sich breit einlagern kann. Hierdurch wird für die zweite Phase der Nachbehandlung eine entsprechend schnelle knöcherne Konsolidation in bester Stellung und bei geringer Verkürzung erzielt (Abb. 40 und 46). Allerdings erfordert das Arbeiten mit dem Hohlmeißel etwas mehr technisches Geschick, um *wirklich kongruente Resektionsflächen* zu schaffen. Aus diesem Grunde wird für manchen Chirurgen anfangs der Gebrauch einer *Säge* trotz obiger Einwände vorzuziehen sein.

Die hinteren *Femurkondylen* werden im Sinne LÄWENs mit einem flachen Meißel abgemeißelt, um jegliche nachträgliche Taschenbildung im hinteren Gelenkbereich zu verhindern (Abb. 37 und 40b). Die Kondylenabmeißelung darf aber nicht zu ausgiebig ausgeführt werden, weil sonst die Resektionskontaktflächen zu schmal werden für die knöcherne Konsolidation. Aus diesem Grunde meißele ich die Kondylen nicht *frontal* ab wie LÄWEN (Abb. 35 Zusatzskizze),

sondern in einem Winkel zur Femurachse, so daß die spätere Kon-
takt- und Tragfläche des Femurs erhalten bleibt (Abb. 35 Zusatzskizze). Am Knochenmodell kann man sich leicht davon über-
zeugen, daß auf diese Weise gut *ein Drittel an Kontaktfläche. ge-
wonnen werden kann!* Oft ist es zweckmäßig, diese Abmeißelung
mit einem passenden Hohlmeißel vorzunehmen.

Erfahrungsgemäß nehmen die meisten *Spätabszesse in der Nachbehandlungszeit* (sekundäre Röhrenabszesse) von der Kniekehle ihren
Ausgang. Offenbar ist dieses darauf zurückzuführen, daß bei der
Operation Teile der Basis der Menisci mit ihren versteckt liegenden
Recessus zurückgelassen worden sind. Seitdem ich die Menisci in
der Kniekehle besonders sorgfältig ausräume und darüber hinaus
auch die entzündete *Synovia mit einem großen scharfen Löffel ab-
schabe, bis die derbe Capsula fibrosa völlig blank vorliegt,* sind die postoperativen Spätabszesse sehr selten geworden, die Entfieberung des
Kranken tritt noch schneller ein. Die Abschabung der entzündeten
Synovia läßt sich spielend leicht in wenigen Sekunden ausführen.

Nicht zu vergessen ist zum Schluß eine beiderseitige breite
Eröffnung des *Recessus superior* und Durchführung eines dicken
Gummidrains, damit auch von dieser Seite keine postoperativen
Störungen mehr kommen können. Hierbei ist aber nach Möglich-
keit darauf zu achten, daß beiderseits *schmale Hautbrücken* zwischen
diesen seitlichen Eröffnungsschnitten einerseits und dem großen
Knieresektionsschnitt andererseits bestehenbleiben (Abb. 37 und 38),
um das sehr lästige Heruntersinken der Weichteile seitlich vom
Kniegelenk zu vermeiden.

Zweckmäßig wird quer durch die *hintere Kniegelenktasche,* also
hinter den resezierten Femurkondylenköpfen, ein *weiches, bleistift-
dickes Gummirohr* eingelegt, dessen Funktion aber erst in der späteren
Nachbehandlung (s. S. 71) in Erscheinung tritt. Dieses Einlegen
geschieht zweckmäßig dennoch schon jetzt, damit sich das Drain,
ohne Schaden zu stiften, ein eigenes, zwangloses Bett bilden kann
und später nicht gewaltsam eingeschoben werden muß.

Diagnose der Frühröhrenabszesse. Vor Beendigung der Operation
ist eine sorgfältige Fahndung nach *Röhrenabszessen* usw. vorzunehmen. Schon bei Eröffnung des oberen Recessus stellt die Korn-
zange (LÄWEN) oder noch besser der tastende Finger fest, ob ein
grober Durchbruch in die benachbarten Weichteile erfolgte. Das
zuverlässigste Mittel besteht aber darin, bei Beendigung der eigentlichen Gelenkoperation und nach Beseitigung aller störenden Eitermassen, die Oberschenkel- und Unterschenkelweichteile *mit mildem
Druck zum Knie hin auszustreichen.* Da alle Röhrenabszesse nach
wie vor eine deutliche, wenn auch oft nur feine Verbindung zum
Gelenk hin besitzen, so sieht man (besonders gut bei liegender
Blutleere) an dem Hervorquellen von Eiterpunkten oder auch
größeren Eitermassen, ob und wo ein Abszess verborgen steckt.
Seine Freilegung ist dann leicht. Hierbei ist es nicht notwendig,
den Abszeß in ganzer Länge zu spalten, sondern es genügt eine

Gegendrainage an den geeigneten Punkten, die meistens *seitlich* an der Wade bzw. am Oberschenkel oder in der Kniekehle liegen. (Zur Diagnose der *nachträglich* eintretenden Röhrenabszesse vgl. S. 84).

Bei der Operation ist *Blutleere,* wenigstens bei gefährdeten Patienten, zur Vermeidung eines größeren Blutverlustes zu empfehlen. Wie oben dargelegt, erleichtert die Blutleere erheblich das Auffinden von Senkungsabszessen. Peinliche *Blutstillung* nach Abnahme der Blutleere ist eine Sebstverständlichkeit.

Es ist dringend zu empfehlen, das Gelenkinnere mit *Jodoformgaze* locker zu füllen. Es ist immer wieder erstaunlich, wie sich in wenigen Tagen die Operationswundflächen mit frisch-roten kräftigen Granulationen überziehen.

In den leichteren und mittelschweren Fällen ist es empfehlenswert, bei Beendigung der Operation die große Kniewunde im vorderen Bereich durch 2—3 *Situationsnähte* zu schließen besonders dann, wenn man den Kranken in eigener Behandlung behalten kann. Der Heilungsverlauf, anscheinend auch die knöcherne Konsolidation, werden hierdurch beschleunigt. Ferner kann man in den *besonders leichten Fällen* auch den resezierten Knochen sofort fest aufeinanderstellen, so daß Phase I und II miteinander verschmelzen.

Notoperation. Im allgemeinen kann man die Zurichtung des Gelenkinnern in aller Ruhe und mit Exaktheit durchführen, besonders wenn man in *Blutleere* operiert. Handelt es sich aber um besonders *bösartige Infektionen* oder um sehr geschwächte (meistens weil verschleppte) Fälle, so muß man den operativen Eingriff auf das *unbedingt Notwendige beschränken.* In solchen Fällen durchschneidet man die Kreuzbänder, entfernt die Menisci, meißelt die hinteren Kondylenköpfe und eine flache Scheibe von den Femurkondylen ab und läßt im übrigen den noch gesunden Knorpel, besonders an der Tibiagelenkfläche (weil etwas umständlicher zu entfernen), in Ruhe. Nach Einlegung der üblichen Drainage wird der ganze Gelenkraum mit Jodoformgaze locker ausgelegt. Diese *Notoperation* genügt, um Bein und Leben zu erhalten und den Verwundeten schnell transportfähig zu machen. Die endgültige Ausheilung ist natürlich gegenüber sonst verzögert (demarkierende Knorpel-Sehnen-Eiterung). *Nachresektion* im Granulationsstadium (Heimatlazarett) wird meistens erforderlich werden.

Ist die operative Versorgung des Kniegelenks fertiggestellt, so beginnt die ärztlich viel schwierigere und viel wichtigere Nachbehandlung. Diese zerfällt *in zwei Phasen:* In der ersten Phase muß die *Gelenkentzündung* schnell und sicher zum Abklingen gebracht werden; in der zweiten Phase muß, ohne erneuten Operationsakt, die knöcherne *Konsolidation* in bester Stellung erreicht werden.

Erste Phase der Nachbehandlung. Für die *erste Phase* der Nachbehandlung (Bekämpfung der Entzündung) müssen folgende *Bedingungen* erfüllt werden.

1. Unveränderte Aufrechterhaltung der Klaffung des Kniegelenks von etwa $1\frac{1}{2}$ cm;

2. absolute Ruhigstellung;

3. ungehinderter Sekretabfluß;

4. gute Beobachtungsmöglichkeit des Gelenkes und seiner näheren und evtl. auch weiteren Umgebung (Phlegmone, Röhrenabszesse);

5. gute Zugänglichkeit des ganzen Gelenkes (besonders der Kniekehle: Abszesse!) und seiner Umgebung für Verbandwechsel und für unter Umständen notwendig werdende Wundrevisionen, ohne den ruhigstellenden Verband entfernen zu müssen, und

6. Schmerzfreiheit.

Punkt 4 und 5 erscheinen ganz besonders wichtig. Denn von den beiden *Hauptaufgaben:* Beherrschung der Entzündung *im* Gelenk und derjenigen *außerhalb* des Gelenkes (periartikuläre Phlegmone in nächster und weiterer Umgebung) ist zweifellos die letztere am schwersten zu erfüllen. An der *parartikulären* Entzündung geht der Verletzte zugrunde! Diese Aufgabe ist aber relativ einfach, wenn das kranke Bein so gelagert wird, daß in großzügigster Weise Beobachtungsmöglichkeit und Zugänglichkeit gewährleistet sind, und zwar nicht auf Kosten anderer

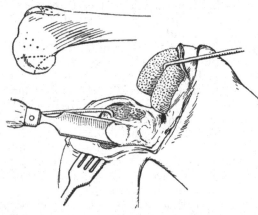

Abb. 35. Zurichtung der Tibiagelenkfläche kongruent zur Femur-Resektionsfläche. Die hinteren Kondylenköpfe des Femurs sind abgemeißelt. Zusatzskizze: Abmeißelung der Kondylenköpfe nach Läwen (obere gestrichelte Linie) und in sparsamerer Form (untere gestrichelte Linie). Näheres siehe Text.

Notwendigkeiten, etwa der Ruhigstellung.

Die gleichzeitige Erfüllung obiger Forderungen ist in den ernsteren Fällen durch die bisher üblichen Lagerungsmethoden (Gips, Schienen, Extension) nicht zu erreichen. Auch durch Eingipsung *gelenknaher Drähte* können die Schwierigkeiten nicht gemeistert werden, denn bei diesen Drähten muß der Gips zu nahe an das Gelenk herangeführt werden, so daß nicht einmal der Recessus superior genügend freigelassen werden kann, von Freilassung der durch Senkungsabszesse verseuchten näheren und weiteren Umgebung gar nicht zu reden. Einen Fortschritt stellt die neue LÄWENsche *Stufenschiene* für die Lagerung und Nachbehandlung des operierten Kniegelenkes in den leichteren und mittelschweren Fällen dar. Bei schwierigen Weichteilphlegmonen jedoch an Ober- und Unterschenkel genügt sie nicht, da sie den Wunddruck hier nicht beseitigt und weil das Bein bei Verbandwechsel oder Wundrevision, ja sogar für eine exakte Untersuchung, von der Schiene abgehoben werden muß. Auch kann die Schiene Subluxationsstellungen usw. nicht mit Sicherheit verhüten.

Knieresektionsbügel. Diese praktisch sehr schwierige Situation kann nur durch die richtige Anwendung des Prinzips der KLAPP-schen *Knochenlagerung* bei gleichzeitiger Verwendung des sog. *Knieresektionsbügels* (Abb. 36) einfach und mit einem Schlage radikal gemeistert werden. Anwendung und Wirkung sind folgendermaßen: Nach Beendigung des operativen Eingriffs werden durch Femur und Tibia percutan oder im Bereich der Operationswunde Extensionsdrähte gebohrt und diese durch Extensions-bügel stark gespannt (Abb. 37). Die gespannten Extensionsdrähte werden dann auf die beiden queren Tragarme des Resektionsbügels gelegt, und zwar in die hierfür bestimmten und ge-formten Einkerbungen (Abb. 37). In diesen Kerben mit ihren kleinen ba-salen Querkerben liegen die Drähte ohne jegliche weitere Befestigung zu-verlässig fest. Man kann somit sofort bei der Operation die genaue Lage der Ge-lenkresektionsflächen, besonders ihren *Abstand* (optimal etwa 1 ½ cm) von-einander, exakt bestimmen, ohne daß in der Folgezeit die geringste Verände-rung eintreten könnte (Abb. 38). Da die Tragarme am hufeisenförmigen Haltebügel in beliebiger Stellung fest-gestellt werden können, kann man mit Hilfe des Resektionsbügels jede ge-

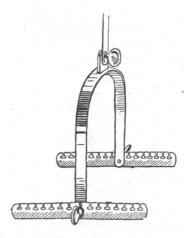

Abb. 36. Resektionsbügel, veraltetes Modell.
Moderne Form siehe WESTHUES: Kriegschirurgie der Extremitäten ohne Spannbügel.
(Zbl. f. Chir. 1944, H. 27/28, Abb. 3. Hersteller: Ulrich-Ulm.)

wünschte Stellung oder Stellungsänderung von Femur und Tibia zueinander im Sinne der *Rotation, Elevation* (Subluxationsgefahr!), *Abduktion, Seitenverschiebung* und *Beugung* vornehmen und die er-reichte Stellung unverrückbar ein für allemal aufrechterhalten. Der Bügel selber wird in später zu besprechender Weise an der Lagerungsvorrichtung befestigt.

Zweite Phase der Nachbehandlung: Konsolidationsphase. Der weitere allgemeine Behandlungs- und Heilverlauf gestaltet sich fol-gendermaßen: Nachdem die Entzündung im Innern des Knie-gelenkes im Verlaufe von 3—14 Tagen, im Durchschnitt nach 8 Tagen, abgeklungen ist, wird die *zweite Behandlungsphase*, nämlich die Erstrebung der *knöchernen Heilung*, eingeleitet. Hierzu ist er-forderlich, daß die Knochenresektionsflächen kräftig aneinander-gebracht und in dieser Kompressionsstellung unverschieblich fest-gehalten werden. Dieses Ziel ist leicht erreichbar:

In einem kleinen *Evipanrausch* hebt man die Kirschnerdrähte aus ihren Kerben und führt sie stark drückend aufeinander zu, so

daß die Knochenresektionsflächen, die sich mittlerweile mit einer
frischroten dünnen Granulationsschicht überzogen haben, stark
gegeneinander gepreßt wer-
den (Abb. 39). In diesem
Spannungszustand werden
die sich hierbei deutlich
durchbiegenden Drähte er-
neut in passende Kerben gelegt, wo sie wiederum durch
die basalen Querkerben zuverlässig festgehalten werden. Diese Kompression kann
in der Folgezeit (selten notwendig) allein durch weiteres
Anziehen der Spannungsvorrichtung am Kirschnerbügel
(durchgebogene Drähte!)
mühelos verstärkt werden.

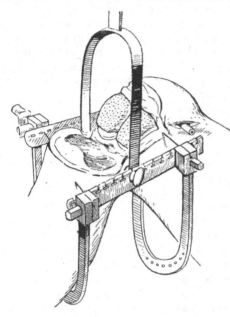

Die Kirschnerdrähte im
Verein mit dem Resektionsbügel ersetzen und ersparen
somit jegliche sekundäre
Drahtnaht (LÄWEN) oder *Nagelung.*

Abb. 37. Kniegelenk fertig reseziert; der Recessus sup. ist
breit eröffnet und drainiert; eine stehengelassene schmale
Hautbrücke verhindert das Herabsinken der Weichteile vom
Kniegelenk. Extensionsdrähte, Spannbügel und Resektions-
schiene sind angelegt.

In dieser zweiten (Kon-
solidations-) Phase der Behandlung sind also Knie und
Bein weiterhin „eisern" fest-
und ruhiggestellt, so daß
bestmögliche Bedingungen
für die knöcherne Heilung
gegeben sind. Irgendwelche
nachträglichen Verschie-
bungen (*Subluxations-, Rotationsfehler*), die im gepolsterten Gips häufig sind
(FRANZ, KÖNIG), können
nicht eintreten. Bei Ent-
fernung des Kniekehlen-
drains erschien es mir bisher zweckmäßig, an seiner
Stelle für eine gewisse Zeit
einen dicken *Seidenfaden*
durchzuziehen. Sollten nämlich doch noch nachträglich
Eiterverhaltungen eintre-
ten, so könnte man scho-
nend (Gefahr für A. popli-

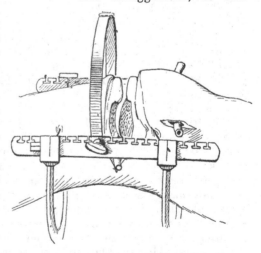

Abb. 38. 1. Phase der Nachbehandlung: Kampf gegen die Infektion. Der Resektionsspalt wird zuverlässig offen gehalten.

tea!) ein neues Drain einziehen. (Bisher war dieses in meinen Fällen aber noch nicht notwendig.)

Heilungsdauer. Die knöcherne Heilung erfolgt meistens in sehr kurzer Zeit. So zeigt Abb. 40 ein vereitertes Kniegelenk vor und nach der Resektion. Dieses Knie war klinisch, der durchschnittlichen Heilungsdauer entsprechend, 5 Wochen nach der Resektion federnd fest, und 5 Wochen später (im ganzen 10 Wochen nach der Operation) starr fest. Wenn man bedenkt, daß die knöcherne Heilung erst ab Beginn der 2. Phase einsetzen kann, so ist die

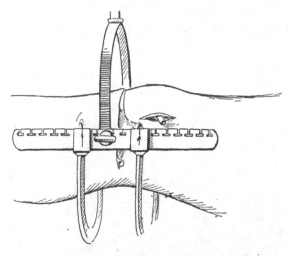

Abb. 39. 2. Phase der Nachbehandlung: Konsolidationsphase. Mit Hilfe der Kirschnerdrähte werden die Knochenflächen fest aufeinandergedrückt und durch den Resektionsbügel in dieser Stellung unverrückbar gehalten. Eine sekundäre Drahtnaht oder Nagelung wird hierdurch überflüssig.

Heilungsdauer sogar noch um 8 Tage kürzer als oben angegeben anzusetzen! Man kann also mit einer *durchschnittlichen Heilungsdauer von 10 Wochen* rechnen. Natürlich hält das knöchern geheilte Gelenk zunächst noch keinerlei Belastung aus! Es ist daher zweckmäßig, das Bein nach Abnahme der Apparatur mit einer *dorsalen Gipsschiene* oder einer Gipshülse noch mehrere Wochen völlig ruhig liegenzulassen. Noch vorsichtiger ist es, diese dorsale Gipsschiene bereits *vor* Entfernung der Apparatur anzulegen, damit sie das Bein vor jeglicher ungewollten, oft gefährlichen Belastung bei der Entfernung der Schienen usw. beschützen kann; denn die Entfernung besonders der Extensionsdrähte geht mitunter mit kleinen Gewaltanwendungen einher.

Diese *überraschend schnelle knöcherne Heilung* der Resektionsflächen führe ich nicht allein auf die einwandfreie Ruhigstellung zurück, sondern ebensosehr auf die *dauernde, gleichmäßige, starke Aufeinanderpressung der Knochen*. Auf jeden Fall steht diese schnelle Heilung in einem auffälligen Gegensatz zu den Zeiten, die sonst für

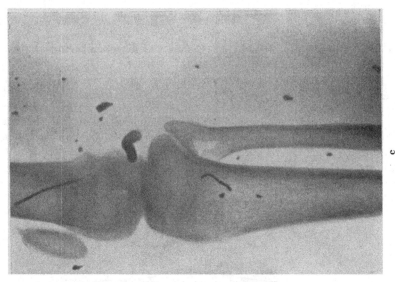

c

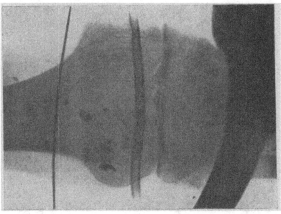

b

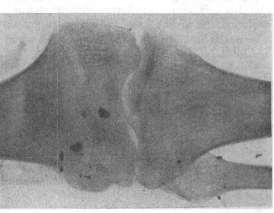

a

Abb. 40a—c. Röntgenbilder eines vereiterten Kniegelenks: a) vor der Resektion: Zahlreiche Granatsplitter, subchrondale Aufhellungsherde neben Knorpelknochenzerstörungen. b) Nach der „sparsamen Resektion" (2. Phase), in Vorder- (b) und Seitenansicht (c): Gute Kongruenz der Resektionsflächen nach Benutzung eines scharfen Hohlmeißels; Kondylenköpfe nach L ä w e n abgemeißelt. Lage des bleistiftdicken Drains in der hinteren Gelenktasche. Die durchgebogenen, stark gespannten Drähte beweisen die lebhafte Aufeinanderpressung der Resektionsflächen; hierdurch wird die knöcherne Heilung ausserordentlich beschleunigt.

die knöcherne Ausheilung vereiterter Kniegelenke angegeben werden.
So schreibt Imeno-Vidal: „Bei unsern Fällen von versteiften
Knien hat die Fixation im Durchschnitt 212, die Behandlungszeit
350 Tage gedauert." Die resezierten Fälle brauchen nach demselben
Autor sogar noch $^1/_4$ Jahr länger bis zur knöchernen Heilung!

Obiges Verfahren der Aufeinanderpressung der Knochenresektionsflächen mit
Hilfe von Extensionsdrähten hat eine teilweise Ähnlichkeit mit demjenigen von
Best, der „für die Fixation der Knochenenden nach Kniegelenksresektion" eben
falls Extensionsdrähte benützt. Best zwingt die beiden Drähte durch 2 seitlich-
Stellschrauben aneinander und gipst dann das Ganze (Bein und Drähte) ein. Das
Bestsche Verfahren ist nur für den Konsolidationsakt nach *aseptischen* Knie-
resektionen gedacht, es kann bei *eitrigen* Knieresektionen mein Verfahren in
keiner Weise ersetzen.

Es ist verständlich, daß die knöcherne Heilung um so sicherer
erfolgt, *je früher* man die Resektionsflächen aufeinanderpreßt. Es
könnte somit der Fall eintreten, daß infolge der frühzeitigen Beseitigung des Knieresektionsspaltes sich in den Kniekehlentaschen
erneute Abkammerungen und Eiterverhaltungen bilden. Um dieses
zu vermeiden, wurde oben das Einlegen eines *weichen, dünnen
Gummirohres* hinter die resezierten Kondylenköpfchen empfohlen
(Abb. 40 b). Ein nachträgliches Einführen würde zu Gewebs-
quetschungen und zum Zusammendrücken des Gummirohres führen.
Das Gummirohr *soll* weich und dünn (bleistiftdick!) sein, um jeglichen Druck auf die benachbarten Blutgefäße zu vermeiden, es
darf aber auch weich sein, da es bei vorsorglicher, d. h. frühzeitiger
Einlagerung beim Operationsakt, bereits ein eigenes ungestörtes
Bett erhalten hat, in dem es später nicht gedrückt wird.

Auf einige *Besonderheiten* sei noch hingewiesen: Die denkbar
einfache Nachbehandlung sollte in der ersten postoperativen Zeit
möglichst im *Krankenzimmer* vorgenommen werden. Denn obwohl
der Kranke mit seinem Bett infolge der sehr zuverlässigen Gesamt-
fixierung des kranken Beines (s. später) gut transportfähig ist, ist
es aber unzweifelhaft, daß jegliches unnötige Rütteln des Bettes
beim Fahren für die wünschenswerte *absolute Wundruhe* zum mindesten nicht von Vorteil ist (vgl. S. 30).

Um ein *seitliches Rutschen* der Kirschnerdrähte im Resektionsbügel zu vermeiden, sollten zum Knieresektionsbügel möglichst
passende Kirschnerbügel ausgewählt werden. Die Spannweite des
im übrigen elastisch gebauten Resektionsbügels beträgt 15 cm, sie
entspricht also den mittleren Größen der Kirschnerbügel.

Bei der Anlegung der Kirschnerdrähte ist darauf zu achten, daß
sie möglichst *parallel* zueinander durchgebohrt werden, um so einfacher ist ihre Anbringung auf den gekerbten Tragschienen und
damit auch die ideale Stellung der Resektionsflächen. Man geht
hierbei folgendermaßen vor: Zunächst wird der Femurkondylen-
draht angelegt. Schon hierbei ist zu berücksichtigen, daß der Oberschenkel infolge seiner Schwere spontan gerne Außendrehstellung
einnimmt. Zur Vermeidung von späteren Rotationsfehlern des versteiften Beines ist also darauf zu achten, daß der Draht parallel

zur Kondylenachse durchgebohrt wird, so daß später bei der Lagerung der Fuß bei Horizontalstellung des Femurdrahtes senkrecht nach oben zeigt. Nach Anlegung des Kondylendrahtes wird das Knie gestreckt und probeweise in die spätere Versteifungsstellung gebracht. Jetzt ist es ein Leichtes, den Tibiadraht parallel zum Femurdraht durchzubohren. Der Tibiadraht wird zweckmäßig nicht wie gewöhnlich durch die *Tuberositas* angelegt, sondern etwas mehr zur Mitte der Tibia hin, damit man bei der Kompression der Resektionsflächen breitere Knochenangriffsflächen für den Draht und dadurch bessere Feststellungsmöglichkeiten der Knochen erhält. Endlich sollten die Drähte einen gewissen Abstand voneinander nicht unterschreiten, weil sonst der Raum in engster Nähe der Kniewunden zu sehr beengt wird, und weil sonst die spätere Kompression nicht genügend energisch durchgeführt werden kann. Der mittlere Drahtabstand sollte etwa 10 cm betragen.

Wie sich im Laufe der weiteren Beobachtung herausgestellt hat, ist es (entgegen dem noch in manchen Abbildungen dargestellten Zustand) nicht zweckmäßig, die Spannbügel zur *Kniekehle durchhängen* zu lassen, aus folgenden Gründen: Einmal spielen sich die gefährlichen postoperativen Komplikationen (Senkungsabszesse usw.) nicht in den vorderen Bereichen von Knie und Bein ab, sondern fast ausschließlich in deren rückwärtigem abhängigem Gewebe. Dort würden die durchhängenden Spannbügel also leicht im Wege stehen. Des weiteren behindern sie hier die unbedingt notwendige Bekämpfung der Senkungsödeme (vgl. S. 36). Aus diesen Gründen ist es also besser, die Spannbügel an der *Streckseite* des Beines irgendwie in zwangloser Stellung zu befestigen (Abb. 41a und 45a).

Örtliche Abwehrlage und Osteomyelitisgefahr. Nach meinen Erfahrungen ist die Gefahr durch *Drahtinfektion* praktisch bedeutungslos, obwohl man in dem vereiterten Gebiet die Drähte keineswegs keimfrei einführen kann. Das dem Knie benachbarte Weichteil- und vor allem Knochengewebe befindet sich aber zur Zeit der Operation bereits in einer derartig gesteigerten und *gefestigten Abwehrlage,* daß es gegen solche kleinen Keimverschleppungen weitgehend gefeit ist. Dennoch ist regelmäßige Überwachung der Drähte notwendig, denn in bisher einem Falle konnte ich beobachten, wie sich, anscheinend vom Draht ausgehend (?), ein harmloser Senkungsabszess entwickelte, der aber leicht beherrscht werden konnte. Eine Entfernung der Drähte wegen Entzündung war bisher nie notwendig. Aus demselben Grunde stellen auch die großen neuen operativen Wundflächen, besonders die der resezierten Knochen, praktisch *keine Einfallspforte* für die Ausbreitung der Infektion dar. Die Befürchtungen von v. HABERER sind, zumindest für die etwas verschleppten Fälle, unberechtigt. Aber auch für die ganz *frischen* Fälle braucht man nach FRANZ derartige Befürchtungen nicht zu hegen, da die Praxis sie als hinfällig erwiesen hat. Denn auch das normale, noch nicht sensibilisierte Knochenmark besitzt eine hohe *keimtötende Kraft* (BORDASCH).

Art des Fixierungs- oder Lagerungsmittels.

Die Wahl der *Art des Fixierungs- oder Lagerungsmittels* (Gips, Schiene) für das kranke Bein und den Gesamtkörper hängt von der Ausdehnung der Eiterung über das Kniegelenk hinaus und von sonstigen Komplikationen, besonders dem etwaigen Bestehen eines Decubitus am Kreuz- und Steißbein, ab. Praktisch ergeben sich folgende 6 Hauptsituationen:

1. **Gelenkeiterung o h n e Röhrenabszesse.** Ist *nur das Kniegelenk selbst* erkrankt, seine nähere und weitere Umgebung aber unverdächtig, so würde an sich ein Brückengipsverband mit Freilassung des Kniegelenkes genügen. Die gelenknahen Drähte könnten ohne Verwendung des Resektionsbügels direkt eingegipst werden. Treten späterhin keine Senkungsabszesse auf, so genügt dieser Verband, andernfalls aber stößt man rasch auf größte Schwierigkeiten (RÜCKERT). Es ist daher das beste, sich von vornherein alle Wege offenzuhalten und diese anfangs zu unrecht oft leicht erscheinenden Fälle grundsätzlich in der großzügigen Form der folgenden Situation zu behandeln:

2. **Gelenkeiterung m i t Röhrenabszessen.** Liegen bereits Röhrenabszesse oder sonstige Verletzungen an Ober- und Unterschenkel vor, so muß ein Gipsverband mit *weitspannenden Brücken* gebaut werden. Einfach und zuverlässig kann man dieses erreichen durch Anwendung von kräftigen, gipsumwickelten Holzlatten (vgl. S. 24). Je nach den äußeren Arbeitsbedingungen ergeben sich folgende Möglichkeiten:

a) Geordnete Arbeitsbedingungen. Man arbeitet unter *geordneten Arbeitsbedingungen:* Kirschnerbügel und Resektionsbügel sind vorhanden. Ich schildere die *Reihenfolge* des Vorgehens:

1. Lagerung des Patienten auf den Gipstisch (um ein späteres Umlagern zu vermeiden).

2. Unter streng aseptischem Vorgehen erfolgt die Durchbohrung des Metatarsus I etwa daumenbreit unterhalb des Großzehengrundgelenkes in Richtung von vorne außen schräg nach hinten innen (Abb. 41 d); Anbringung des Spannbügels.

3. Durchbohrung von Femur und Tibia, möglichst parallel zueinander, Versorgung mit Spannbügeln. Der Oberschenkel wird für die Operation zweckmäßig mit Hilfe des Spannbügels an irgendeiner Vorrichtung des Gipstisches hochgebunden, so daß er frei schwebt. Hierdurch kann ein Assistent eingespart werden. (Der Unterschenkel wird während der Operation durch irgendeine Hilfskraft gehalten, so daß nach Wunsch Beugung und Streckung im Knie vorgenommen werden können.)

4. Ausführung der Operation mit *einem* Assistenten. Anbringung des Knieresektionsbügels.

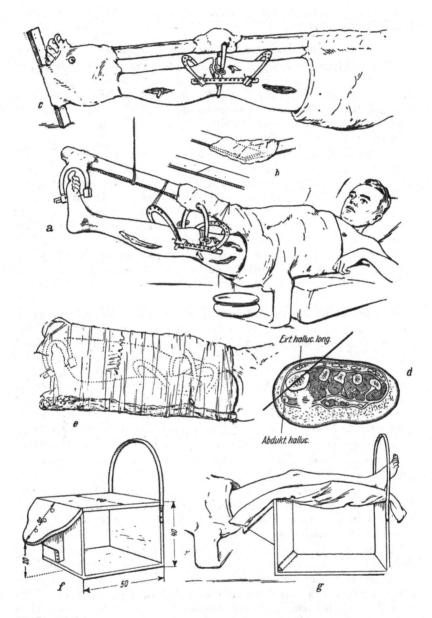

Abb. 41. a) Knieresektion unter *geordneten* Arbeitsbedingungen (Kirschnerbügel und Knieresektionsbügel sind vorhanden) mit Hilfe des Holzlatten-Gipsverbandes. Der Verband stellt *keinen Transportverband* dar, er ist besonders für stationäre Behandlung geeignet. b) Anpassung der Holzlatte an die Körperform durch Wiederzusammengipsen der durchsägten Latte; die Stabilität leidet hierdurch nicht! c) Die gleiche Lagerungsform wie a), aber als *Transportverband*. d) Querschnitt durch Vorderfuss zeigt Durchbohrung des Metatarsus I daumenbreit hinter dem Großzehengrundgelenk. e) Bekämpfung des Senkungsödems, siehe Text. f) Holzgestell für die Lagerung des *gesunden* Beines. g) Lagerung des gesunden Beines auf dem Holzgestell.

5. Nach Beendigung des Wundverbandes wird das Bein frei schwebend gelagert durch Hochbinden des Knies am Resektionsbügel und Hochbinden des Fußes mittels einer Schlaufe um die Großzehe. Nur diese automatische Lagerung des Beines bietet Gewähr dafür, daß nach Beendigung des Gesamtverbandes das Bein tatsächlich die gewollte Stellung (Horizontallagerung) bekommen hat.

6. Anlegung des Becken-Rumpf-Gipsverbandes, der den kranken Oberschenkel nur so weit umfaßt, als er gesund ist. Der Gips reicht

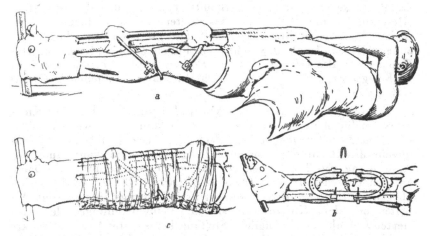

Abb. 42. *Behelfsmethode:* Knieresektion und Lagerung, wenn ein Knieresektionsbügel *nicht* vorhanden ist. a) Holzlatten-Gipsverband (Näheres siehe Text). b) Eine weitere Modifikation: Befestigung der Drähte auf den Holzschienen durch kleine Eisenklammern. Beide Methoden sind nicht so leistungsfähig, besonders für die Bedürfnisse der Nachbehandlung, wie die in Abb. 41 dargestellte. c) Bekämpfung des *Senkungsödems.*

bis zur Brustwarzenlinie. Anbringung eines stabilen *Gipstragbügels* am Beckenteil (erleichtert Defäkation und Pflege), Ausschneidung eines großen Bauchfensters (Abb. 43 a).

7. Angipsung der langen, 7 cm breiten, 2,5 cm dicken, gipsumwickelten Holzlatte an den 3 Fixpunkten: Beckengips, Knie- und Fußbügel. Die tragende Holzlatte wird später entweder mit einer Schnur an einem Galgen hochgebunden oder mit dem vorstehenden Ende an einer improvisierten Tragvorrichtung am Fußende des Bettes fest angebunden.

Die Lagerung des *gesunden* Beines erfolgt zweckmäßig auf einem breiten *Holzgestell*, wie es in Abb. 41 f und g zu erkennen ist.

Die Verbandanordnung ändert sich etwas, wenn der Patient *transportfähig* sein muß: Wie Abb. 41 c zeigt, wird dann die tragende Beckenstütze fortgelassen. Ferner wird der Fuß nicht freischwebend aufgehängt (es könnte zu leicht daran gestoßen werden), sondern nach guter Polsterung eingegipst. Um hierbei aber jeglichen *Fersendruck* zu vermeiden, wird *grundsätzlich ein Metatarsusdraht* mit eingegipst, so daß die Ferse druckfrei liegt (Befestigung des Drahtes im Gips s. S. 15 und besonders S. 77). Eine an der Fußsohle eingegipste kurze Holzlatte dient zur *Abstützung* des Gesamtverbandes und auch als *Zehenschutz*. Die Stabilität eines solchen Verbandes ist, genügend kräftige Holzlatten und ihre weitreichende Eingipsung am Rumpf vorausgesetzt, als *außerordentlich gut* zu bezeichnen.

Obiger Holzlattengipsverband mit freier Knochenlagerung (Abb. 41 c) sieht auf den ersten Blick vielleicht etwas *kompliziert* aus, er ist es aber keineswegs. Bei etwas eingeübter Technik *dauert die Anlegung* eines solchen Verbandes einschließlich der Operation (Resektion) unter Hilfe *eines* Assistenten in den einfachen Fällen (keine größeren Röhrenabszesse, keine größeren Knochenverletzungen) 1 *Stunde*, in den schweren Fällen etwa $5/4$ Stunden. Das Ganze stellt also *keinerlei abnorme Belastung eines Operationsbetriebes* in Kriegslazaretten, ja selbst nicht einmal in manchen Feldlazaretten dar.

b) **Fehlen des Knieresektionsbügels.** Steht ein Knieresektionsbügel nicht zur Verfügung, so kann man, wie Abb. 42 a zeigt, im *Behelfsverfahren* die gelenknahen Drähte mit den Spannbügeln direkt an der Holzlatte festgipsen. Man kann auch bei Anbringung von 2 seitlichen Holzlatten die Drähte mit den Bügeln auf den Latten festnageln (Abb. 42 b) (RÜD). Diese Verfahren sind aber wesentlich primitiver und weniger leistungsfähig als das Arbeiten mit dem Knieresektionsbügel. Feineinstellungen des resezierten Gelenkes, nachträgliche Stellungskorrekturen bzw. das exakte Aufeinanderstellen der Resektionsflächen zur Einleitung der Konsolidationsphase, die zweckmäßige Anbringung der Holzstäbe (besonders bei dem letzteren Vorgehen), spätere Wundrevisionen usw. sind technisch viel schwieriger als bei der Originalmethode. Diese Verfahren stellen, ähnlich dem folgenden, nur Behelfsverfahren dar, sind aber als solche sehr leistungsfähig.

c) **Primitive Arbeitsbedingungen.** Für *primitive Arbeitsbedingungen* (es sind weder Kirschnerbügel noch Knieresektionsbügel vorhanden) eignet sich folgendes *Notverfahren*:

Nach Anlegung des Rumpfgipsverbandes, Versorgung des Fußes und nach Fertigstellung der Knieoperation mit abschließender Durchführung der beiden gelenknahen Drähte wird das Bein unter leichtem Zug am Fuße (zur Herstellung der gewünschten Gelenkklaffung) am besten durch mechanische Mittel (Aufhängung und Befestigung an einem Galgen) genau so gestellt, wie es später im fertigen Verband liegen soll. Dann wird eine sehr lange äußere und eine entsprechend kürzere innere, starke Holzlatte beiderseits unter Berücksichtigung der Kniedrähte so an den Körper bzw. Gips gehalten, wie sie in günstigster Stellung zu den Drähten und zum Gips ihre spätere Aufgabe erfüllen können. In dieser Stellung wird mit einem Bleistift die Lage der Kniedrähte markiert und dann an diesen Markierungsstellen mit einem dünnen Bohrer (2—3 mm) je ein Loch gebohrt. Danach werden die Drähte durch diese Löcher geführt und die Holzstäbe am Gips befestigt. Zuletzt werden die Drähte mit Hilfe des Spanners (Abb. 43 d) unter starker Anspannung an den Latten befestigt:

Die *Befestigung und Spannung der Drähte* geschieht nach dem

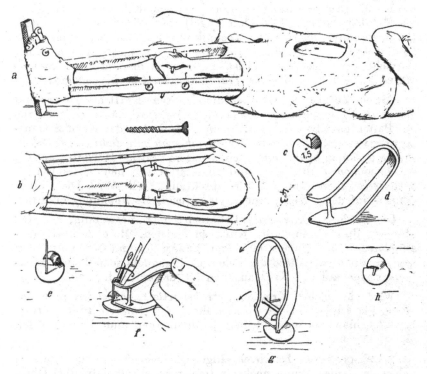

Abb. 43. a) Knieresektion unter *primitiven* Bedingungen: auch Kirschner-Spannbügel fehlen. Holzlatten-Gipsverband mit freier Knochenlagerung; große Stabilität, guter Transportverband. b) Nachträgliche Verstärkung der Drahtspannung durch Aufschraubung von weiteren 2 Latten, so dass jede gewünschte Drahtspannung (absolute Ruhigstellung beim Transport!) spielend erzielt werden kann. c) Eingekerbtes Metallplättchen für die Befestigung des Drahtes an den Holzschienen. d) Drahtspanner. e—h) Hergang der Drahtspannung und Befestigung an den Holzschienen. Hersteller der gekerbten Plättchen und des Drahtspanners: Kleinknecht-Erlangen.
[Weitere Verbesserungen der Metallplättchen siehe Westhues: Kriegschirurgie der Extremitäten ohne Spannbügel. Zbl. f. Chir. 1944, H. 27/28.]

Prinzip der durchlochten Plättchen (S. 15). Da aber hier am Knie die Drähte unter besonders starker Spannung stehen müssen, besitzen die Plättchen eine tiefe Kerbung (Abb. 43 c). Nach Aufsetzen der Plättchen auf den Draht (Abb. 43 e) wird der *Drahtspanner* (Abb. 43 d) aufgesetzt (Abb. 43 f). Das Wesentliche des Drahtspanners erhellt aus Abb. 43 d. Besonders das dünnumrandete, zur Drahtstärke von 1,5 mm passende Loch an der unteren aufliegenden Platte ist wichtig. Mit Hilfe einer Blattzange wird jetzt der Draht mühelos unter eine beliebig starke Spannung ver-

setzt (Abb. 43 f), soweit die (kräftigen!) Holzlatten diese vertragen
können. Eine *Zugspannung von* 100 *kg* kann man infolge der günstigen Hebelverhältnisse leicht erreichen. In diesem Spannungszustand wird der Draht umgebogen (Abb. 43 g), abgeschnitten und
unter die Metallkerbe geschoben, welche dann durch einen Hammer-
schlag geschlossen wird (Abb. 43 h). Durch die *Elastizität des Holzes*
werden die Drähte unter Spannung erhalten, so daß auf diese Weise
die Metallspannbügel (Kirschnerbügel) weitgehend ersetzt werden.
Bei Anwendung der richtigen Technik wird auf diese Weise der ganze
Körper und besonders das kranke Bein in eine ideale Ruhigstellung
gebracht, der ganze Verband ist von einer unübertrefflichen *Stabilität*, er ist auch als ein *guter Transportverband* zu bezeichnen.

Mit der Zeit lassen natürlich die elastische Kraft des Holzes und
damit die Drahtspannung etwas nach. Bei stationärer ruhiger Lage
des Patienten schadet das nicht viel. Muß aber der Kranke trans-
portiert werden, so sollte man die *Drahtspannung dadurch wiederherstellen*, daß man beiderseits je eine weitere kräftige Holzlatte auf die
durchgebogenen alten legt und an letztere mit beiderseits je 1 bis
2 Holzschrauben (Abb. 43 b) heranschraubt (Abb. 43 b). Die Drähte
können auf diese Weise erneut *jede gewünschte Spannung* erhalten.

Die *starke Spannung* der Drähte ist m. E. notwendig, um eine
absolute Ruhigstellung des Knies zu erzielen. Besonders die Verschiebungen des Beines in seiner Längsachse müssen vermieden
werden, da gerade diese die sicherlich besonders schädlichen Saug-
bewegungen auf das Knie ausüben (RÜCKERT), vgl. S. 60.

Wird ein solcher Kranker abtransportiert, so *verliert* man nur
einige Plättchen und Kirschnerdrähte. Als *Sonderinstrumentarium*
benötigt man nur den kleinen Drahtspanner und die gekerbten
Metallplättchen.

3. Gelenkeiterung bei gleichzeitiger Oberschenkelfraktur. Besteht
neben der Knieeiterung noch ein (meistens suprakondylärer) Oberschenkelbruch, so bedeutet diese Komplikation zwar eine ernste
Erschwerung der Behandlung, aber keineswegs eine Indikation zur
Amputation. Denn mit Hilfe der Knochenzangen läßt sich diese
Schwierigkeit gut meistern (Abb. 44). Auch eine Extension kann,
falls notwendig, nach dem Prinzip des „Extensionsgipsverbandes"
(S. 11) leicht wirksam gestaltet werden, sodaß die Zangen sekun-
där durch den Muskelzug nicht belastet werden. Die Extension
wirkt distal durch die Kniedrähte bzw. durch den Resektionsbügel, proximal durch Hochstellen des Bettfußendes bzw. der Lagerungsvorrichtung *im* Bett.

Zur Anlagetechnik sei noch erwähnt, daß entsprechend den
Überlegungen auf S. 56 und 59 *zuerst* der Beckengipsteil mit dem
kurzen Holzstumpf (Abb. 44 Zusatzskizze) angelegt werden muß,
erst dann erfolgt die Wundrevision mit der Zangenanlegung und die
Angipsung des tragenden starken *Holzstabes*.

Auch an dieser Stelle möchte ich betont darauf hinweisen, daß
die *Kombination Oberschenkelfraktur und Knieeiterung* keineswegs
zufällig oder selten ist. Die Knieeiterung entsteht hauptsächlich
durch Fortkriechen der Infektion in *Knochenfissuren,* die von der
Frakturstelle bis in oder an das Gelenk ziehen; ich brauche hierauf
nicht näher einzugehen. Was ich aber ganz besonders hervorheben
möchte, das ist die große *Tücke* dieser entstehenden Gelenkeiterungen, da sie sich häufig ohne stärkeres Fieber und ohne stärkere
Gelenkanschwellung oder Schmerzen entwickeln. Das liegt daran,
daß die Gelenkeiterungen von Anfang an einen wenn auch völlig
unzureichenden *Abzugsweg* für den Eiter durch die Knochenfissuren
und -sprünge besitzen. In der Praxis werden somit die Gelenkeiterungen spät, oft zu *spät entdeckt.* Man kann es sich daher gar
nicht eindringlich genug zum Grundsatz machen, bei allen Frak-

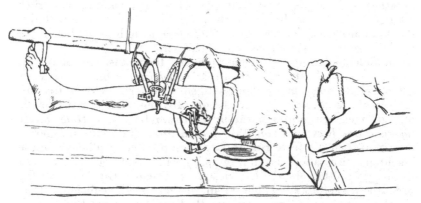

Abb. 44. Knieeiterung bei gleichzeitiger *Oberschenkelfraktur. Gesäßgipsbügel* erleichtert Pflege und
Defäkation.

turen, bei denen aus „unerklärlichen" Gründen das Fieber nicht
recht abfallen will, bei denen die Wunden kein gutes Aussehen
erreichen, oder die „unerklärlicherweise" immer noch reichlich Eiter
absondern, immer und immer wieder das benachbarte Gelenk
(besonders Kniegelenk!) zu untersuchen und sich dabei bewußt zu
sein, daß die Gelenkeiterung trotz aller Mühegebung klinisch oft
nicht einwandfrei festgestellt werden kann, zumal auch die *Gelenk-
punktion* infolge teilweisen Abflusses des Eiters häufig negativ aus-
fällt. Auch das *Röntgenbild* versagt in Frühfällen häufig. In solchen
Fällen bleibt oft nichts anderes übrig, als sich durch eine *Probe-
freilegung* (GULEKE), die glücklicherweise infolge der mittlerweile
eingetretenen örtlichen Immunitätslage fast völlig gefahrlos vorgenommen werden kann, Gewißheit zu verschaffen.

Sitzt bei einer sekundären Knieeiterung die Fraktur aber weiter
entfernt, etwa in der Mitte des Oberschenkels, so liegt der Verdacht
nahe, daß es sich nicht um eine Kontaktinfektion, sondern um eine

Metastase auf dem Blutwege handelt. Verstärkt sich auf Grund eingehender klinischer und röntgenologischer Untersuchung dieser Verdacht, so ist die *Amputation* ernstlich in Erwägung zu ziehen, um weitere Keimverschleppungen zu verhüten.

4. Gelenkeiterung bei besonders ausgedehnten Weichteilwunden. Es gibt seltene Fälle, bei denen wegen *allzu ausgedehnter sonstiger Wunden* im Bereiche des ganzen Beines, des Gesäßes oder des Beckens auch ein noch so großzügiger Beckengipsverband nicht mehr angelegt werden kann. Die gleiche Schwierigkeit besteht bei zahlreichen, über Bein und Becken verstreuten *Steckschüssen* (ähnlich wie in Abb. 40), die wegen *Vereiterungsgefahr* ständig überwacht werden müssen. In diesen Fällen ist es am besten, allen Schwierigkeiten dadurch radikal aus dem Wege zu gehen, daß man eine Lagerung des kranken Beines im Sinne der nächsten, 5. Situation vornimmt. Man darf sich durch die nicht absolut gegebene Indikation zum Anlegen der Beckenschwebe (Wunden am rückwärtigen Becken) nicht irremachen lassen, zumal in diesen Fällen die Beckenschwebe infolge des völlig starren, unbeweglichen Sitzes ganz besonders reaktionslos vertragen wird.

5. Gelenkeiterung mit gleichzeitigem Decubitus am Steiß. Besonders wertvoll ist die Bein-Becken-Lagerungsschiene bei Kniegelenkvereiterung mit gleichzeitigem (leider nicht seltenem!) schwerem *Decubitus* am rückwärtigen Becken. Diese Situation ist nur zu meistern durch zusätzliche Anwendung der *Halbschwebelagerung des Beckens* (Abb. 45). Durch diese Halbschwebelagerung wird natürlich die feste ruhige Lage des Beckens gemindert; dieser Nachteil wird aber durch Angipsen eines kräftigen *Holzstabes*, dessen Stabilität durch Umwickeln mit einer Gipsbinde außerordentlich verstärkt werden kann, mehr als ausgeglichen. Denn durch diese Versteifung erlangen Becken, Knie und Fuß eine so festgefügte Verbindung miteinander, daß der Kranke beim Verbinden des Decubitus, was infolge der sich günstig auswirkenden Entlastung der Decubituswunde alle 8 Tage höchstens einmal nötig ist, ohne Narkose gehoben werden kann, ohne daß die Ruhigstellung im Knie darunter leidet.

Die Unbequemlichkeit, welche das *Verbinden des Decubitus* für Patient und Arzt mit sich bringt, kann bei Verwendung einer Schiene mit auf der einen Seite *umlegbarer Beckentrage* umgangen werden. Es ist ein Leichtes, mit Hilfe der Beckenschwebe den Kranken während des Verbandwechsels in genau der alten Höhe zu halten. Die Decubituspflege kann somit ohne Verschiebung am Patienten vorgenommen werden, sie ist geradezu spielerisch einfach geworden und ohne Hilfspersonal durchführbar.

Das *Angipsen des Holzstabes* stößt in der Praxis auf keine Schwierigkeiten, da bei zwangsläufiger Gegebenheit der Fixierungspunkte an Fuß und Knie die dritte Befestigungsstelle auf der breiten Beckenzange beliebig gewählt werden kann (Abb. 45). Der an den drei entscheidenden Fixpunkten von Becken und Bein festgegipste kräftige Gips-Holzstab ersetzt somit vollwertig den großen Becken-gipsverband. Diese Gesamtanordnung hat sich in der Praxis so gut bewährt, daß man von *Schwierigkeiten bei der Behandlung von*

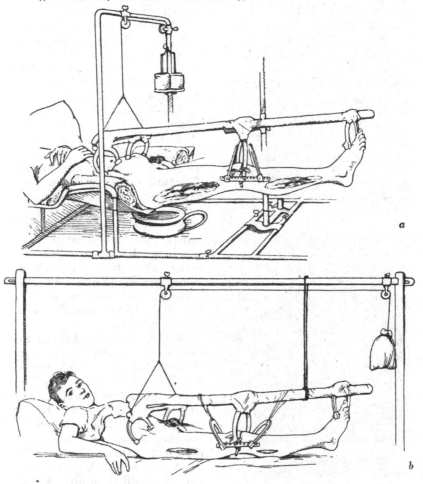

Abb. 45. a) Lagerung bei Knieeiterung mit gleichzeitigem Decubitus am Steiß. Die Lagerungsschiene er-leichtert sehr Pflege und Verbandwechsel und begünstigt die Ruhigstellung. b) Dieselbe Verbandanordnung, aber ohne Lagerungsschiene, geeignet für einfache Arbeitsbedingungen, Lagerung im Bett.

Knieeiterungen mit gleichzeitigen decubitalen oder sonstigen Wunden am Beckenrücken nicht mehr sprechen kann. So zeigt z. B. Abb. 46 das Kniegelenk eines Verwundeten mit schwerer Kapselphlegmone und ausgedehnten Röhrenabszessen im Bereiche des Ober- und Unterschenkels; zugleich bestand ein riesiger Steißdecubitus mit Hautunterminierungen von Suppentellergröße (!) und dazu noch

eine Colitis chronica mit täglich bis 15 Stuhlgängen: Das Kniegelenk war 5 Wochen nach der Resektion klinisch fest, nach weiteren

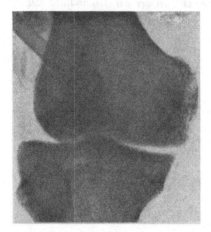

4 Wochen war auch röntgenologisch die Konsolidation einwandfrei (Abb. 46 c). Eigentlich ist die Heilungsdauer noch
kürzer, vgl. das auf S. 69 hierzu Gesagte. Es handelte sich
um den Fall, der der Zeichnung
a in Abb. 45a zugrunde lag.

Bei Fehlen der Lagerungs-
schiene oder ihres Ersatzes
(Abb. 12) kann man zur *Not*
auch ohne diese auskommen,
indem man den Kranken nach
Anlegung des eigentlichen Verbandes *frei ins Bett* legt und
dabei die entlastenden Gegen-
züge an einem Galgen an-
bringt. Die gleichzeitige Anwendung der großen Schiene
bietet aber für Pflege und
Wundversorgung usw. so große
Vorzüge, daß man ohne Not
auf die *Lagerungsschiene nicht
verzichten* sollte.

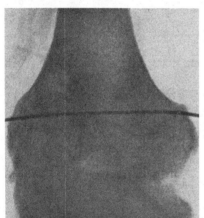

b **6. Gelenkeiterung bei gleichzeitigem Steißdecubitus und
gleichzeitiger Oberschenkelfraktur.** Eine auf den ersten Blick
schwierige Lage scheint gegeben
zu sein, wenn neben der Knieeiterung bei gleichzeitiger *Oberschenkelfraktur* außerdem noch
ein ernster *Decubitus* am Steiß
besteht. Tatsächlich stellt diese
neue Komplikation aber kaum
eine nennenswerte Verschlim-
merung der Gesamtsituation
gegenüber den vorigen dar:
Nach Anlegung der Becken-
c zange, nach Versorgung (Re-

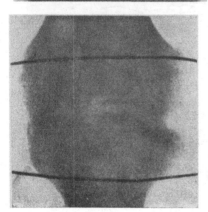

Abb. 46. Röntgenbild zu Abb. 45 vor (a) und
5 (b) bzw. 9 (c) Wochen nach der Resektion.
Trotz Riesendecubitus, ausgedehnten Röhrenabszessen und Colitis chronica mit täglich bis
15 Stuhlgängen war das Knie 5 Wochen nach
der Resektion klinisch und nach weiteren 4 Wochen auch röntgenologisch fest.

sektion) des Kniegelenks und nach Anlegung der Metatarsus-extensionen werden diese drei Punkte an einer kräftigen, durch Gipsumwicklung verstärkten Holzlatte festgegipst (Abb. 47). Dann erfolgt die Stellung der Fraktur, je nach der Situation mit einer oder mit zwei Zangen. Die Zangen werden an einem, an der Holzlatte sehr zuverlässig festgegipsten, durch eingelegte Aluminiumbänder verstärkten Gipsbügel befestigt. Zur Erzielung möglichster Ruhe wird dann der Kranke auf die Beckenlagerungs-

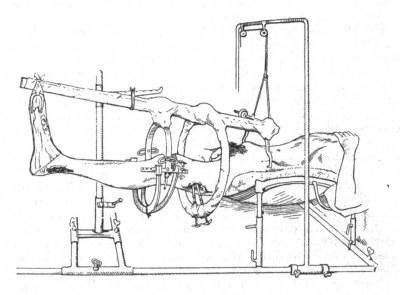

Abb. 47. Lagerung und Behandlung bei Knieeiterung, gleichzeitig mit *Oberschenkelfraktur* und *Steiß-decubitus*; vgl. Text. Das ganze Bein einschließlich Becken ist bei dieser Lagerung trotz völliger Freilassung sämtlicher Wunden zuverlässiger ruhiggestellt als im besten Beckengipsverband. Die umlegbare Beckentrage ermöglicht die Behandlung des Decubitus ohne die geringsten Schwierigkeiten. Entlastung der Großzehe durch zusätzlichen Mastisol-Trikotstrumpf. *Besser* wäre aber eine Fußentlastung durch einen Metatarsusdraht (Abb. 45).

schiene mit halbseitig umlegbarer Beckentrage gelegt. Es ist noch darauf hinzuweisen, daß *vor* dem Festgipsen der Holzlatte an der Beckenzange, das Becken durch Hochziehen der Zange in eine $^3/_4$-Schwebelage gebracht wird, damit es jetzt bereits die später beizubehaltende (meistens leichte Kipp-) Stellung einnimmt. Sekundäre Verschiebungen im Bereiche der Knochenbruchstelle werden auf diese Weise vermieden.

Obwohl dieses Gesamtvorgehen in derartigen Fällen keineswegs übermäßig umständlich und schwierig ist — die Nachbehandlung ist sogar für beide Teile sehr einfach und wenig zeitraubend —, und obwohl es in der Praxis ohne Belästigung des Kranken und mit bestem ärztlichen Erfolg durchführbar ist, so sollte man diesen Eingriff dennoch nur vornehmen, sofern der Verwundete sich noch in einem *leidlich guten Allgemeinzustand* befindet.

Es ist ersichtlich, daß bei Anlegung der Operation und des Gesamtverbandes im Sinne der oben dargelegten 6 Situationen in idealer Weise absolute Ruhigstellung, gleichmäßige Klaffung des Resektionsspaltes in der ersten Phase, ebenso gleichmäßige und zuverlässige Schließung des Resektionsspaltes für die knöcherne Heilung in der zweiten Phase, ungehinderter Sekretabfluß, gute Beobachtungsmöglichkeit, gute Zugänglichkeit für Verbandwechsel oder sogar große Wundrevision (Röhrenabszesse, parartikuläre Phlegmone) und Schmerzfreiheit schnell und sicher erreicht werden können.

Die Diagnose nachträglicher Röhrenabszesse. Auch durch die radikalste Gelenkoperation ist eine sichere Vermeidung von nachträglichen Röhren- oder Senkungsabszessen nicht immer möglich. Zu ihrer Bekämpfung ist daher bei der Lagerung im Gipsverband oder auf der Lagerungsschiene darauf zu achten, daß das Bein möglichst *horizontale* Stellung erhält (WACHSMUTH). Bei der freien Zugänglichkeit des Beines ist es aber meistens nicht schwer, die Abszesse trotz *Fehlens entzündlicher Hautveränderungen* rechtzeitig zu entdecken. Da nach der Radikaloperation und besonders infolge der idealen Ruhigstellung alle Schmerzen charakteristischerweise rasch schwinden, so ist das Wiederauftreten von *Spontanschmerzen* besonders wichtig. Immer kann an den Abszeßstellen auch *Druckschmerz* festgestellt werden; *regelmäßiges Abtasten* des Beines ist daher erforderlich. Ein erfolgreiches Abtasten der Weichteile ist aber nur dann möglich, wenn sie *ödemfrei* sind! In ödemdurchtränkten Weichteilen ist das Auffinden von Röhrenabszessen oder entzündlichen Infiltrationen erschwert oder sogar unmöglich. Also auch aus diesem Grunde ist von Anfang an eine zielbewußte Bekämpfung der Ödeme durch Hochbinden der Weichteile notwendig. *Subfebrile* (oder auch Eiter-) Temperaturen und Verschlechterung des *Wundaussehens* und des *Allgemeinaussehens*, nachlassender *Appetit*, verstärken den Verdacht. Späterhin zeigt sich *Weichteilschwellung*. Bewiesen wird die Diagnose, wenn nach voraufgehender örtlicher Säuberung der Kniewunde von Eiter beim darauffolgenden *Ausstreichen* der Weichteile von Ober- und Unterschenkel aus der Kniewunde erneut Eiter austritt. (Bezüglich der Diagnose der *Früh*röhrenabszesse s. S. 64.)

VI. Unterschenkel.

In den *schwierigen* Fällen führt am Unterschenkel der Extensionsgipsverband (oder ein ähnliches Verfahren) nicht zum Ziel. Hier ist die *freie Knochenlagerung* angezeigt. Je nach den Arbeitsbedingungen wird diese wie folgt ausgeführt:

Einfache Arbeitsbedingungen: der Distraktionsapparat nach KLAPP, Extensionsbügel fehlen. Die Wundversorgung wird mit Hilfe des *Holzlatten-Gipsverbandes mit freier Knochenlagerung* (Abb. 48 a) vorgenommen in folgender Ausführungsreihenfolge: 1. Anlegung eines Extensionsdrahtes durch die Tub. tibiae, 2. Bauen des Beckengipses mit Einbeziehung des kranken Beines bis über das Kniegelenk hinaus und Eingipsung des Tibiadrahtes, 3. Befestigung des Tibiadrahtes am Gips mit Hilfe des Drahtspanners (ähnlich Abb. 48 c), 4. Ausschneidung des Gipses in der Kniekehle zu deren völligen Freilegung, ähnlich wie in Abb. 48 c, 5. Wundversorgung, 6. Durchbohrung des Calcaneus und Anlegung der beiden frakturnahen Drähte, 7. Anpassung der zwei seitlichen

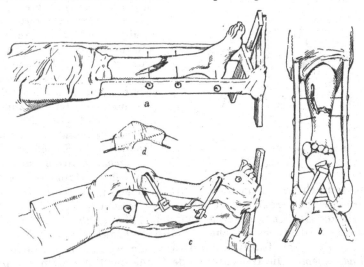

Abb. 48. a) Lagerung einer schweren Unterschenkelschußfraktur unter *primitiven* Arbeitsbedingungen (Spannbügel fehlen). Holzlatten-Gipsverband mit freier Knochenlagerung, Verband sehr stabil, guter *Transportverband.* b) Ansicht von oben zeigt die ideale Zugänglichkeit des Beines bei bester Ruhigstellung. c) Verbandanordnung, wenn Spannbügel vorhanden sind; dieser Verband ist technisch etwas einfacher als der von a). d) Holzbearbeitung, vgl. Abb. 41.

kräftigen Holzlatten und genaue Markierung derjenigen Punkte, bei denen bei guter Stellung des Beines und der Fraktur die Drähte durch die Holzlatten hindurchgeführt werden sollen. Achte besonders auch auf die unterschiedliche Höhenstellung der Drähte! Dieser Akt ist der *schwierigste* des ganzen Verfahrens; 8. Bohrung der benötigten Löcher durch das Holz (Größe der Löcher 2 mm, nicht so gut größer, da sonst die Drähte später in den Metallplättchen nicht halten! Die Löcher können auch mit einem *Nagel* hergestellt werden), 9. Überschieben der Latten über die Drähte und Festgipsung am Beingips, 10. Angipsung eines entsprechend langen queren Holzstückes am Fußende der Latten, zugleich Angipsung einer oder zweier kurzer Holzlatten als *Gipsstütze* und *Zehenschützer*, 11. Befestigung der Extensionsdrähte an den Latten mit Hilfe von gekerbten Metallplättchen nach der auf S. 77 beschriebenen Technik.

Obiger Verband ist sehr stabil, er stellt einen guten *Transportverband* dar.

Weniger einfache Arbeitsbedingungen: Spannbügel (GOETZEsche Behelfsbügel) sind vorhanden. Sinngemäß wie oben erfolgt die

Verbandanordnung, wie in Abb. 47 c dargestellt. Dieser Verband
ist technisch etwas einfacher und schneller anzulegen als der vorige.
Die proximale Fixierung des Unterschenkels erfolgt wie oben durch
eingegipsten Draht durch die Tub. tibiae; der Fußhaltedraht wird
durch den Metatarsus I angelegt und dort eingegipst. Alles übrige
ist aus der Abb. 48 c genügend deutlich zu erkennen.

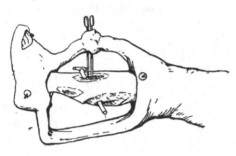

Abb. 49. Behelfszangen (Museux) bei rebellischem
Unterschenkelschußbruch mit ausgedehnten, schwer infizierten Weichteilwunden.

*Besonders schwierige, re-
bellische Schußfrakturen.* Liegen besonders schwierige, oft
weil verschleppte und ver-
altete Frakturverhältnisse
vor, so ist die Frakturstellung *durch Knochenzangen*
besser und auch einfacher
als mit Drähten vorzuneh-
men. Denn mit Hilfe der
Zangen kann man ohne große
Operation die Knochenenden
mit großer Gewalt aus der
Tiefe der Wunde, wo sie oft
schon ziemlich fest eingemauert sitzen, hervorholen und sie dann
mit größerer Sicherheit gegen sekundäre Verschiebungen, besonders
in seitlicher Hinsicht, unverrückbar feststellen (Abb. 49). Mit Hilfe
der Zangen ist noch manche rebellische Fraktur zu stellen, die
der Stellung durch frakturnahe Drähte Schwierigkeiten macht.

Wadenödem. Die freischwebende Wade neigt vor allen Körper-
teilen am stärksten zum tiefen Herabsinken, wodurch Ödembildung
begünstigt wird. Dieses beruht wohl darauf, daß die Wade gerade
bei vielen Sportlern (Kurzstreckenläufern) normalerweise schon die
Form eines schlaffen Sackes besitzt. Das „*entzündlich-hypostatische
Ödem*" der Wade ist ferner wohl mit bedingt durch die wesentlich
schlaffere Fascienumhüllung als z. B. diejenige am Oberschenkel.
Eine wesentliche Bedeutung scheint aber auch dem so häufig bestehenden schweren *Kräfteverfall* des Kranken und dem herab-
gesetzten *Gewebsturgor* zuzukommen. Auf jeden Fall muß man bei
entzündlichen Prozessen mit einem starken ödematösen Herabsinken der Wade, wenigstens in der ersten Zeit, rechnen, wodurch
die kopfwärts gelegene Gipsröhre immer wieder zu eng wird. Dieses
Wadenödem muß man von Anfang an bekämpfen, zumal es auch
das *Herabsinken der Wundweichteile von der Fraktur* (Entblößung
der Fraktur) begünstigt. Es entsteht so ein Circulus vitiosus, zumal
besonders die Lymphzirkulation in der herabsinkenden Wade emp-
findlich gestört wird. Dieser Prozeß wird noch verstärkt durch
Verkürzung des Unterschenkels bei Defekt-Schußbruch, wodurch
die Wade zu lang wird. An dem Zustandekommen des Wadenödems
sind also beteiligt: Entzündung, Hypostase und Zirkulations-
störungen. Vgl. hierzu den Abschnitt über Ödembildung auf
S. 36.

Das Herabsinken der Wundweichteile ist um so leichter möglich, als die Frakturstelle aus leichtverständlichen Gründen schon sowieso ganz oberflächlich, von bedeckenden Weichteilen (besonders Haut) meistens erheblich entblößt, frei zutage liegt. Bei etwaiger Wundrevision sollte man daher nach Möglichkeit darauf achten, wenigstens einen Teil der bedeckenden Haut, und sei es auch nur eine kleine Hautbrücke, als Schutz gegen das Herabsinken der Weichteile stehenzulassen. In der Praxis ist dieses aber meistens nicht möglich. Um so wichtiger ist es, das Herabsinken durch *Hochbinden der Wade* am Gipsbügel mit untergelegter Zellstoffplatte (vgl. Abb. 41 e), oder noch besser durch eine schmale, gut anmodellierte Gipsschiene an der Wadenseite zu bekämpfen, sofern die Wunden dieses gestatten. In anderen Fällen leistet eine mäßig starke Umwicklung des gut gepolsterten Beines mit elastischer Binde gute Dienste; hierdurch wird gleichsam ein künstlicher guter Gewebsturgor geschaffen. Die Wunddrains werden hierbei, um Sekretstauungen zu verhüten, durch Lücken des Kompressionsverbandes nach außen geleitet.

Knochendrucknaht durch Zangen. Wie im allgemeinen Teil schon eingehend auseinandergesetzt, können gerade am Unterschenkel *Behelfszangen* wertvolle Dienste leisten. Besonders die Museux-Zangen finden an der Tibia häufig Gelegenheit, eine ideale „Knochendrucknaht", sogar im eitrigen Wundstadium, durchzuführen (vgl. S. 31 und 33). Da die Anwendung der Zangen infolge der anotomischen Wundverhältnisse zwanglos immer in hängender Stellung erfolgt, werden sie auch nur sehr wenig auf seitlichen Druck beansprucht; die im Vergleich zu den Spezialknochenzangen viel zarteren Behelfszangen genügen somit vollkommen. Daher genügt es ferner auch, die Zangen am Gipsbügel nur mit einer energisch angezogenen *Stärkebinde* (Abb. 18) zu befestigen. Die Zangen werden dadurch geschont, sie sind auch ohne große Umstände bei Bedarf leicht nachzustellen oder zu entfernen.

VII. Fußgelenk.

Einfache Arbeitsbedingungen. Ohne Spannbügel usw. kann man bei einfachen Arbeitsbedingungen mit Hilfe des *Holzlatten-Gipsverbandes mit freier Knochenlagerung* ideale Ruhigstellung und Zugänglichkeit des ganzen Fußgelenkes erzielen, wie Abb. 50 a zeigt. Die Befestigung des Fußes erfolgt durch einen eingegipsten Draht durch den Metatarsus I. Die lange Gipsröhre am Unterschenkel gibt diesem Halt.

Besteht neben der Fußgelenkeiterung noch eine gleichzeitige Unterschenkelfraktur mit ausgedehnter Weichteilentzündung, so ist eine großzügige Freilassung des Unterschenkels erforderlich. Das Bein wird gelagert wie in Abb. 50b dargestellt. Da es sich in solchen Fällen immer um eine gelenknahe Fraktur handelt, so genügt es praktisch vollauf, nur das lange, also das kopfwärtige Fragment durch Knochenlagerung zu stützen, denn das kurze fußwärtige Fragment zeigt keinerlei Neigung zum selbständigen Abweichen.

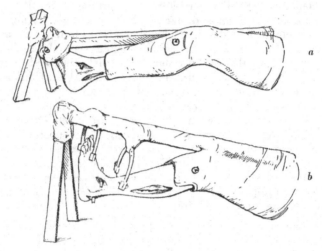

Abb. 50. Lagerung bei Fußgelenkeiterung. a) Unter einfachen Arbeitsbedingungen (Kirschnerbügel fehlen). Der Verband ist bei richtiger Technik sehr stabil, guter *Transportverband*. Drähte durch Tub. tibiae und Metatarsus I. b) Lagerung bei Fußgelenkeiterung mit benachbarter Unterschenkelfraktur und ausgedehnter Weichteilentzündung.

VIII. Beinweichteile.

Drucklose horizontale Beinlagerung. Ist bei ausgedehnten, schwer infizierten *Weichteilwunden* eine knöcherne Schwebelagerung notwendig, um jeglichen Wunddruck oder jegliche Stauung sowohl in den Wunden als auch im ganzen Bein zu vermeiden (KLAPP), so ist dieses Ziel im Verein mit der Lagerungsschiene besonders wirkungsvoll zu erreichen. Der besondere Vorzug der Schiene besteht hierbei darin, daß das ganze Bein die gewünschte *horizontale Stellung* beibehalten kann, was bei keiner anderen Schiene möglich ist, und daß jegliche Störung der Ruhigstellung oder schmerzhafte Belästigung des Kranken durch die Defäkation vermieden wird. Hierbei ist aber nicht eine Vollschwebe erwünscht, sondern zur Vermeidung der *Senkungsödeme* nur eine *Teilschwebe* (Abb. 51). Die Teilschwebe ist richtig, wenn das Bein gerade eben auf die Unterlage herabsinkt.

Knochenlagerung und Gasbrand. Auf die große Bedeutung der freien Knochenlagerung des Beines bei drohendem *Gasbrand* hat besonders KLAPP eindringlich hingewiesen; hier ist absolut freie Beobachtungsmöglichkeit oberstes Gebot.

Knochenlagerung und Gefäßverletzungen. Ganz besonders sei auch auf die wichtige Verwendungsmöglichkeit der Schiene bei *Gefäßverletzungen* oder Unterbindungen hingewiesen. Hier scheint die Knochenlagerung des ganzen Beines (in Horizontalstellung) von größtem Nutzen zu sein, da in kritischen Fällen die Vermeidung jeglichen Weichteildruckes die Zirkulation vielleicht gerade noch

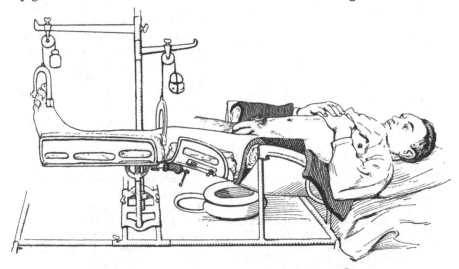

Abb. 51. *Teil*schwebelagerung des Beines in horizontaler Stellung bei komplizierten, sehr ausgedehnten Weichteilwunden oder bei Gefäßverletzungen oder bei Gasbrandgefahr. Näheres siehe Text.

aufrechterhalten kann. Jedenfalls erlebte ich einen Fall, wo die freie Lagerung von entscheidendem Nutzen zu sein schien. Die Lagerung erfolgt im Sinne einer *Teilschwebe* (Abb. 51), um zu verhüten, daß durch sich ausbildende Senkungsödeme eine vielleicht gefährliche Störung des nur mühsam aufrechterhaltenen *Blutumlaufes* eintritt.

IX. Schulter.

Die eitrige Schultergelenkentzündung bietet der Behandlung keine besonderen Schwierigkeiten. Breite Incisionen führen bei Ruhigstellung der Schulter im Brustgips mit rechtwinkliger Abduktion (solange das akute Stadium anhält, später Abduktion etwa 60°) und einer Anteduktion des Oberarmes von etwa 45° mit Sicherheit zum Ziel. Eine Resektion des Oberarmkopfes ist nicht nur überflüssig, sondern auch schädlich (Schlottergelenk!).

Abduktionsgips mit völliger Freilassung der Schulter. Schwierigkeiten entstehen aber, wenn Entzündung oder Wunden über den nächsten Bereich der Schulter hinausreichen, wenn also im Gipsverband die ganze weitere *Schultergegend, besonders achselwärts, frei bleiben* muß. Ein solcher Gipsverband gleitet außerordentlich gern am Kranken kopfwärts hinauf, da die kranke Achsel und vor allem der angrenzende Oberarm als (normale) Gegenstütze für den Gipsverband ausfallen. Diese Kopfwärtsverschiebung tritt besonders im Bett auf. Das wäre an sich noch nicht so schlimm, wenn Patient und Gips in der neuen Stellung verbleiben würden oder könnten, da die Ruhigstellung ja gesichert wäre. Tatsächlich ist es aber so, daß der verschobene Gips rasch irgendwo drückt, daß die kranke Schulter gestaut wird. Es beginnt damit der sattsam bekannte Prozeß des ewigen Umbettens und des nutzlosen Zurechtziehens des Gipses, wodurch dann zudem noch die notwendige Ruhigstellung entscheidend untergraben wird. Es ist meines Erachtens nicht möglich, durch gutes Anwalken des Gipses in der *gesunden* Achsel den Circulus vitiosus zu unterbinden, da es hierbei erfahrungsgemäß trotz guter Polsterung zu unerträglichem Druck in der Achsel auf Gefäße und Nerven kommt.

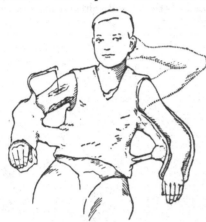

Abb. 52. Gipsverband bei schwerer Oberarm-Schulterverletzung, wenn *kranke Schulter besonders achselwärts völlig frei bleiben muß.* Erste Möglichkeit: Der Gips wird durch Einbeziehung des *gesunden* Armes am Kopfwärtsrutschen im Bett verhindert (R ü d). Knochenlagerung durch Drahtnaht.

Auch sorgfältigstes Anpassen des Gipses an den Rumpf kann dieses Übel meistens nicht zuverlässig verhindern. Diese in der Praxis große Schwierigkeit kann man aber auf mehrfachem Wege zuverlässig beseitigen. Hierbei ist zu unterscheiden zwischen *Auf-* und *Bettkranken.* Bei letzteren, bei denen die äußere Form des Gipses nicht maßgebend ist, kann man folgendermaßen verfahren: Einbeziehung des gesunden Armes. Da die Achsel der gesunden Seite allein den Gips nicht halten kann (siehe oben), muß hierzu der gesunde *Arm* mit herangezogen werden (RÜD). Man gipst also den ganzen gesunden Arm mit ein (Abb. 52). Ein gewisses Hochziehen der gesunden Schulter beim Eingipsen ist hierbei aus leicht verständlichen

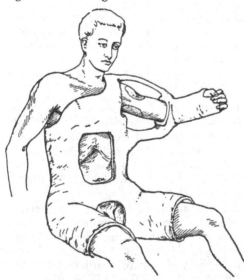

Abb. 53. Vgl. Text zu Abb. 52. *Zweite* Möglichkeit: Dasselbe Ziel wird erreicht durch Einbeziehung beider *Oberschenkel* in den Gips.

Gründen notwendig. Um die Gebrauchsfähigkeit des gesunden Armes nicht unnötig einzuschränken, wird zweckmäßig der Armgips schalenförmig ausgeschnitten, so daß der Kranke einen großen Teil der notwendigen Verrichtungen ohne fremde Hilfe ausführen kann (Abb. 52).

Einbeziehung beider Oberschenkel. In anderen Fällen kann man den Gips unter Freilassung beider Schultern bis auf *beide Oberschenkel*, fast bis zu den Knien, herabführen. Die Kranken nehmen in ihm eine halbsitzende Stellung ein, die auch von empfindlichen Kranken wochenlang beschwerdefrei ertragen wird (Abb. 53). Eine besonders sorgfältige Anmodellierung in der Gesäßgegend ist hierbei erforderlich, und es empfiehlt sich vielfach, das Afterfenster nach der Defäkation mit einem dicken Wattebausch auszufüllen, damit sich das Gesäß nicht in das Afterfenster hineinpressen kann. Dieser Gips ist beim Anlegen zweifellos etwas umständlich, er muß in 2 Etappen angefertigt werden: Zunächst wird der Thoraxgips gebaut. Dann wird der Kranke auf den Gipstisch gelegt und mit seinen Beinen durch Kniezügel an einem Galgen so weit

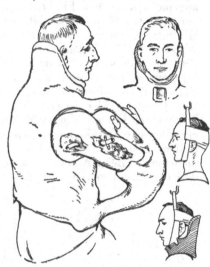

Abb. 54. Vgl. Text zu Abb. 52. *Dritte* Möglichkeit: Der sog. *Halskragengipsverband* verhütet ebenfalls zuverlässig das Kopfwärtsgleiten des Rumpfgipses.

hochgebunden, daß der untere Rumpfabschnitt mit dem Becken und den Oberschenkeln eine gleichmäßige, bogenförmige, zwanglose Fortsetzung des bereits eingegipsten oberen Rumpfabschnittes darstellt. Bei diesem Hochziehen der Beine darf der kopfwärts gerichtete Gegenhalt nicht am Thoraxgips erfolgen, sondern er muß am Rumpf selber ansetzen, etwa durch eine GLISSONsche Schlinge, da sonst der Gips sofort, und für später irreparabel, hochrutscht. Erst jetzt wird die reichliche Polsterung von Bein und Becken vorgenommen und der Gips dann vollendet. Der Vorzug dieses Gipses besteht darin, daß der Kranke den gesunden Arm zur freien Verwendung behält, und daß vor allem eine unverrückbare Fixierung des Gipses am Körper gewährleistet wird.

Einbeziehung des Halses: *Halskragengipsverband.* Eine dritte Lösung des Problems ist besonders für Auf-Patienten in Form des sog. *Halskragengipsverbandes* gefunden. Wie Abb. 54 zeigt, wird hierbei das Hochschieben des Gipses durch Eingipsen des Halses im Sinne des SCHANZschen Wattekragenverbandes oder der Kinn-Hinterhauptstütze (HASS), wie letztere zum Angipsen an das gewöhnliche Gipsmieder bei hochsitzender tuberkulöser Spondylitis gebräuchlich ist, erreicht. Der technische Vorgang ist hierbei folgender:

Wie die Zusatzskizzen der Abb. 54 zeigen, wird der Hals des auf einem Stuhle sitzenden Kranken durch eine improvisierte (da wenig Platz wegnehmende!) Glisson-Schlinge etwas langgezogen, damit ein möglichst großer Raum zwischen Kopf und Schultern entsteht. Die Schultern hängen herab. Dann wird der Hals mit einem gut angepaßten weichen Filzkragen eng umfaßt. Das Filzpolster reicht, zur größeren Bequemlichkeit des Patienten beim Liegen, hoch zum Hinterhaupt empor. Jetzt wird der Gipsverband in der gewünschten Weise unter Freilassung beider Schultern angelegt und hierbei auf eine besonders gute Anmodellierung am Halse geachtet. Nach Festwerden des Gipses wird über dem Kehlkopf ein Gipsfenster eingeschnitten, damit keinerlei Schluckstörungen eintreten können. Das Gipsloch dient zugleich auch als angenehmes „Kratzloch". Nach einer kurzen Eingewöhnungszeit von 1—2 Tagen sind auch empfindliche Kranke mit diesem Gips, der ihnen jegliche Bewegungsfreiheit gestattet, sehr zufrieden; der Gips rutscht im Bett nicht mehr hoch. Beim Anlegen des Gipses ist natürlich darauf zu achten, daß der Mund genügend geöffnet werden kann.

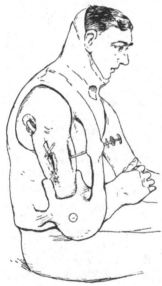

Abb. 55. Fraktur*stauchung* am Oberarm bei veraltetem Defektschußbruch, drohende Defektpseudarthrose. Angelegte Zange verhütet das Hinaufdrängen der Schulter durch den Schubdruck halswärts. Eingegipster Olecranonkugeldraht erleichtert Schubdruck, verhindert Decubitus am Ellbogen (vgl. Abb. 58). Schultergegend (große Wunden!) ist im Gips völlig ausgespart; *Halskragengips* verhindert Verschiebung des Gipses. (bes. kopfwärts).

Nach dem Beispiel der Orthopäden kann man den Halskragengipsverband auch folgendermaßen anlegen: HASS legt bei Tuberkulose der Halswirbelsäule „ein entsprechend langes und breites Gipspflaster um den nackten Hals des Patienten" an. „Das Gipspflaster schmiegt sich vollkommen den Grenzen der Halspartie und des Kinnes an. Am nächsten Tage wird der Gipskragen abgenommen, die Ränder mit Watte gepolstert und mit Kalikobinden umwickelt. Durch Aufpolstern kann die Extension allmählich noch gesteigert werden." Die Kombination dieses Halsgipses mit dem Brustgips ist natürlich kein Problem.

X. Oberarm.

Schußfraktur mit ausgedehnten Weichteilwunden. Oberarmschußfrakturen mit ernsteren ausgedehnten Weichteilwunden sind mit Hilfe der Knochenzangen im Verein mit einem Thoraxabduktions-Brückengips sicher zu beherrschen. Erstrecken sich die Weichteilwunden bis in die Achselgegend, so ist die Schultergegend im Gipsverband freizulassen, z. B. durch den Halskragengipsverband (Abb. 54).

In nicht seltenen Fällen muß aber auch das Ellbogengelenk noch freigelassen werden. Es empfiehlt sich dann ein Gipsverband, bei·welchem das Ellbogengelenk durch einen GOETZEschen Kugel-

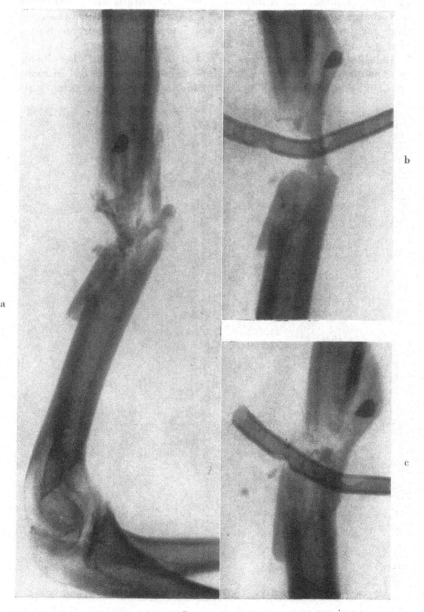

Abb. 56. Stauchung und *Fraktur*heilung. a) Älterer *Defekt*schußbruch mit zahlreichen Knochensequestern. b) Großer Defekt nach Entfernung der Sequester. c) Beseitigung der Diastase durch Stauchung im Gipsverband mittels eingegipsten Kugeldrahtes durch das Olecranon.

draht knöchern gelagert wird: Der Kugeldraht wird durch das Olecranon von unten nach oben gebohrt und mit einem Extensionsbügel versehen. Der Extensionsbügel seinerseits wird durch zwei kräftige Gipsbügel am Rumpfgips, der nötigenfalls als Halskragengipsverband anzulegen ist, befestigt (Abb. 58). Das Gewicht des Ellbogens und eines großen Teiles des Armes wird dabei vom Kugeldraht getragen.

Abduktion des Oberarmes. Wie bei der „Schulter" bereits erwähnt, sollte der Oberarm wenigstens zunächst (vgl. S. 89) in rechtwinkliger Abduktion bei einer Anteduktion von 45° eingegipst

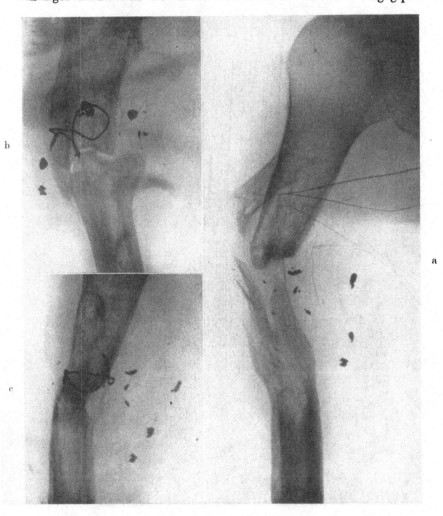

Abb. 57. Stauchung und *Pseudarthrosen*bekämpfung. a) Defektschußbruch, Pseudarthrose. b) Erneute Pseudarthrose nach operativer Stellung mit Spanüberpflanzung. c) Knöcherne Heilung erzwungen durch Stauchung (Olecranon-Kugeldraht) im Gipsverband ohne erneute Operation.

werden. Denn die Fixierung des Oberarmes in horizontaler Stellung bietet große Vorteile für die Blutzirkulation, die am herabhängenden Arm durch Behinderung des *venösen Rückflusses* meistens gestört ist und somit gerne zu Ödemen, besonders auch an der Hand, führt. Ferner sind nicht nur die Wunden in dieser Stellung besser zugänglich, sondern auch die *Röntgenaufnahmen* (axillarer Strahlengang von unten nach oben) sind einfacher durchzuführen.

Pseudarthrosengefahr und Frakturstauchung. Besonders ist aber darauf hinzuweisen, daß durch den heute vielfach gebräuchlichen Abduktionsgips in nur *halber Abduktion* (BASTOS) die Pseudarthrosenbildung am Oberarm erheblich begünstigt wird, indem das herunterhängende periphere Fragment durch seine Eigenschwere zur Distraktion der Fraktur führt. Diese Gefahr ist um so größer, als viele Schußfrakturen mehr oder weniger ausgesprochene *Defektschußbrüche* sind. Man muß daher bei Schußbrüchen oft jegliche zusätzliche Distraktion (bedingt durch Eigengewicht oder durch Drahtextension) ängstlich vermeiden. Wenn man somit einen Oberarm nicht in rechtwinklige Abduktion bringen kann, so ist dafür zu sorgen, daß das Gewicht des herabhängenden Armes nicht die Frakturheilung in obigem Sinne stören kann. Man muß daher das periphere Fragment an das zentrale *heranschieben* und in dieser Stellung im Gips fixieren (Abb. 56). Da hierbei am Ellbogen leicht Druckschäden entstehen können, ist es *notwendig*, durch Eingipsen eines *Olecranon-Extensionsdrahtes* (am besten eines Kugeldrahtes, um ein Abgleiten des Olecranons zu verhüten) den *Stauchungsdruck* unmittelbar auf den Knochen zu übertragen. Ähnlich muß man bei drohender *Defekt*pseudarthrose trotz Horizontallagerung des Oberarmes verfahren.

Bei *veralteten Frakturen* ist die *Stauchung* oft schwierig, da das zwischengelagerte Granulationsgewebe das Zusammenschieben der Fragmente erschwert. Bei Anwendung der nötigen größeren Gewalt weicht das körpernahe Fragment gern aus, oder es schiebt sich beim Oberarm in unerträglicher Form mit der ganzen Schulter halswärts. Eine am zentralen Fragment angelegte Zange erlaubt, die Zusammenstauchung dann wirksam und beschwerdefrei zu gestalten (Abb. 55 und 57).

XI. Ellbogen.

Gelenkeiterung mit ausgedehnten Weichteilwunden. Das eiternde Ellbogengelenk mit schweren *Weichteilwunden* am benachbarten Ober- und Unterarm wird, ähnlich wie beim „Oberarm" bereits beschrieben, am besten mit Hilfe eines Kugeldrahtes durch das Olecranon knöchern gelagert (RÜD) (Abb. 58). Bei dieser freien Lagerung ist jegliche Incisionsbehandlung des Gelenkes und der Weichteilwunden in idealer Weise durchführbar. Auch die Nachbehandlung stößt bei der guten Zugänglichkeit und Beobachtungsmöglichkeit auf keinerlei Schwierigkeit. Ist das Olecranon aber bei

ausgedehnter Zertrümmerung des Ellbogengelenks zerstört, so kann
man den Kugeldraht weiter handwärts vom Gelenk durch die
bequem vorspringende Ulnakante durchführen. Unter Umständen
muß man des weiteren, wenn das Ellbogengelenk durch die Zertrümmerung jeglichen Halt in sich verloren hat, auch noch den Humerus knöchern lagern. Je nach dem örtlichen Befund kommt hier-

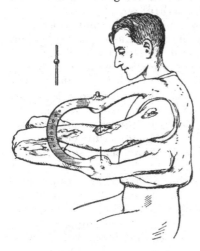

für eine Drahtlagerung (ähnlich
wie in Abb. 52 dargestellt), oder
besser, eine Lagerung mit Hilfe der
Knochenzangen, am besten aber
mit Hilfe eines Kugeldrahtes (ähnlich wie in Abb. 59 und 60), in
Frage. Der ganze Vorderarm kann
bei diesem Lagerungsverfahren bis
zum Handgelenk völlig frei bleiben. Es genügt, die Hand und das
Handgelenk nach sorgfältiger Polsterung mit einer Gipsbinde zu
umfassen und mit einem Gipsbügel
nach dem Thorax und dem unteren
Schenkel des Extensionsbügels ab-
zustützen. Notfalls kann die Gips-
brücke am Handgelenk dorsal
schalenförmig aufgeschnitten werden. Das Durchbohren des Drahtes
geschieht entweder percutan oder,
bei bereits vorhandener Wunde,
was ja fast die Regel ist, in der

Abb. 58. Kombination Gipsverband mit Knochenlagerung durch Kugeldraht bei schweren und
ausgedehnten Knochen-, Ellbogengelenk- (Rüd)
oder Weichteilwunden. Hersteller des Kugeldrahtes: Kleinknecht, Erlangen.

offenen Wunde. Nervenverletzungen sind dabei sicher zu vermeiden.
    Schlottergelenk und Knochendrucknaht. Bei großen *Defekt-
schußbrüchen* des Ellbogengelenks (Abb. 60a) ist es sehr schwer, eine
knöcherne Ausheilung zu erzielen. Dieses gelingt aber schnell und
einfach durch die Anwendung einer Knochenzange, mit der man
die freiliegenden bez. freigelegten Knochenenden fest aufeinanderpreßt. In dieser Stellung werden Zange und Arm an einem besonders gutsitzenden Thoraxabduktionsgips befestigt. Dieser Gips muß
auch die gesunde Schulter mehr als sonst üblich umfassen, um seitliche Verschiebungen des Brustkorbes und damit des kranken
Armes zu vermeiden. Seitliche Verschiebungen würden aber das
fixierte operierte Ellbogengelenk und die in solchen Fällen meistens
zur Anwendung gelangenden schwachen Behelfszangen erheblich
stören. Wesentlich besser und zuverlässiger ist es, die drohenden
seitlichen Verschiebungen des Oberarmes durch knöcherne Lagerung
desselben mit Hilfe eines festgegipsten *Kugeldrahtes* radikal zu
verhüten (Abb. 59 und 59b). Bei der Durchbohrung des Drahtes
an dieser sonst ungewöhnlichen Stelle muß man ganz besonders
sorgfältig die Anatomie berücksichtigen, um Nerven- und Gefäßverletzungen zu vermeiden. Bei dieser Art der Fixierung braucht

natürlich die gesunde Schulter nicht mehr mit eingegipst zu werden.

Mitunter ergibt sich die günstige Situation, daß man den spitz zulaufenden Humerusschaft in eine *trichterförmige Grube* des Ulnamassivs hineinschieben kann (Abb. 60 b). Die Grube ist mit verschieden großen Kugelbohrern leicht herstellbar. Je nach den Knochen- und Wundverhältnissen kann man verschiedene Knochenzangen benutzen, so z. B. auch sehr gut Museux-Zangen, wie in Abb. 59 dargestellt. Da die Wunden weit offen bleiben, die Wundverhältnisse meistens sehr einfach und übersichtlich sind, kann man die Operation schon *früh im subakuten, eitrigen Stadium* ausführen, ohne ein gefährliches Aufflackern der Entzündung befürchten zu müssen. Durch dieses Vorgehen wird das Krankenlager außerordentlich abgekürzt, große plastische Operationen werden vermieden, welche im übrigen auch meistens infolge des großen Weichteildefektes, wie z. B. auch

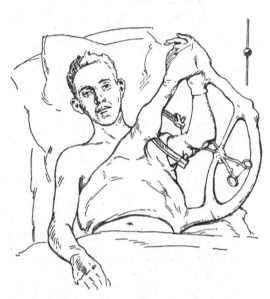

Abb. 59. *Defekt*schußbruch des Ellbogengelenkes, große Weichteilwunde im noch eiternden Granulationsstadium. „Knochendrucknaht" mit einer Museux-Zange. Unverschiebliche Lagerung des Oberarmes erreicht durch eingegipsten Kugeldraht. Schutz der Zange durch großen Gipsbogen.

in Abb. 60 a deutlich sichtbar, nicht ausführbar sind. Ist der Knochendefekt aber allzu groß, so sollte man die Ankylose nicht erzwingen, da infolge der starken Muskelverkürzungen die Funktion besonders des Unterarmes erheblich leiden würde. In solchen Fällen bringt die Tunnelplastik nach GOETZE, sofern genügend Weichteile in Gelenkhöhe vorhanden sind, ausgezeichnete Erfolge.

XII. Armweichteile.

Bei ausgedehnten Weichteilverletzungen des ganzen Armes kann man eine völlige Schwebelage des ganzen Armes durch einen Abduktionsgipsverband mit Kugeldrahtlagerung des Ellbogens erreichen, wie in Abb. 57 dargestellt. Muß in solchen Fällen auch noch die Schultergegend freigelassen werden, so ist der Gips als „Halskragengipsverband" zu ergänzen.

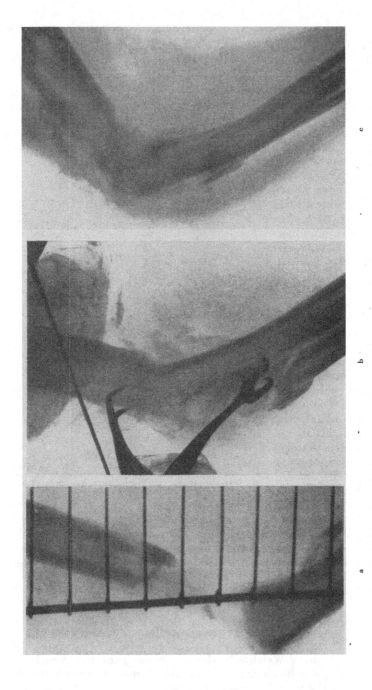

a   b   c

Abb. 60a—c. Röntgenbilder zu Abb. 59. a) Röntgenbild des Defektschußbruches; großer Weichteildefekt. b) „Knochendrucknaht" durch Museux-Zange; Knochenlagerung des Humerus durch Kugeldraht. c) Knöcherne Heilung nach 7 Wochen.

Literatur.

AXHAUSEN: Konservative oder operative Behandlung der Kriegsschußverletzungen des Krieges. Bruns' Beitr. **112**, 639 (1918). — ANGERER: Zur Behandlung der Oberschenkelfrakturen. Münch. med. Wschr. **1915**, (Feldärztl. Beilage 12) 412. BAUER, K. H.: Über allg. Kriegschir. der Gliedmaßen. Münch. med. Wschr. **1942**, Nr 36. — BÖHLER: Knochenbruchbehandlungen. 7. Aufl. Bd. II. — BEST: Eine weitere Anwendung des Extensionsdrahtes, zugleich ein neues Verfahren für die Fixation des Knochens nach Kniegelenksresektion. Zbl. Chir. **1940**, Nr 27, 1254. — BERGK: Zur Behandlung schwer reponierbarer Schräg- und Spiralbrüche des Unterschenkels mittels tempor. percutaner Drahtfixation Chirurg. **1939**, 185 u. 664.

COLMERS: Über eine zweckmäßige Modifikation der schiefen Ebene zur Lagerung von Oberschenkelbrüchen bei Nagelextension. Münch. med. Wschr. **1927**, Nr 2, 69.

DOBERER, F.: Über Schußverletzungen des Kniegelenks. Beitr. klin. Chir. **172**, H. 4.

EHALT: Drahtextension am Schädel bei Verletzungen der Halswirbelsäule Zbl. Chir. **1940**, 1338.

FISCHER: Zugschienen für Oberschenkel- und Oberarmfrakturen. Münch. med. Wschr. **1917**, Nr 28, 930. — FLORSCHÜTZ: Zur Behandlung von Oberschenkelschußfrakturen. Beitr. klin. Chir. **100**, 548 (1916). — FOHL: Der Hebeltraktionsapparat nach Lambotte und seine Bedeutung in der konservativen und operativen Fraktur- und Luxationsbehandlung sowie in der Knochenchirurgie. Zbl. Chir. **1929**, Nr 49, 3088. — FRANGENHEIM: Die Kriegsverletzungen des Rückenmarkes und der Wirbelsäule. Erg. Chir. **1919**, 1 — FRANZ: Gelenkschüsse und Schußfrakturen der langen Röhrenknochen im südwestafrikanischen Krieg (1904—1907). Dtsch. med. Wschr. **1911**, Nr 19, 881 — Becken- und Oberschenkelschüsse. Erfahrungen im Weltkrieg 1914/18 2, 216 — Kriegschirurgie. Berlin: Springer 1936 Zur Frage der Gelenkresektion. Dtsch. Mil.arzt **1942**, H. 4. — FUSS: Der Decubitus. Wien. klin. Wschr. **1943**, Nr 8.

GOETZE: Oberschenkelbrüche; Rotationslagerungsschiene; geschl. Extensionsschiene; Federextensionsbrücke. Langenbecks Arch. **1923** — Indikation beim Knochenbruch. Zbl. Chir. **1934**, 136 — Aufbau und Abbau bei der Frakturheilung als Wegweiser für die Therapie. Arch. klin. Chir. **1927** und Zbl. Chir. **1926** — Richtlinien zur Indikation beim Knochenbruch. Zbl. Chir. **1934** — Ein neuer Schienenextensionsapparat. Münch. med. Wschr. **1917**, Nr 35 — Oberschenkelbrüche; Rotationslagerungsschiene; geschlossene Extensionsschiene; Federextensionsbrücke. Arch. klin. Chir. **1923**. — GULEKE: Ist die Resektion bei schweren Gelenkeiterungen angezeigt? Chirurg 1943

HASS: Konservative und operative Orthopädie. Berlin: Springer 1936. — HABERER: Technik der Amputationen, Exartikulation. und Resektion. Erfahrungen im Weltkrieg 2, 641 — Kriegsaneurysmen (107); Gefäßchirurgie im gegenwärtigen Kriege (108). Arch. klin. Chir. Nr 107/108, 611 und 513 — Über die Versorgung der Oberschenkelfrakturen im Felde, zugleich eine Instruktion für den Feldarzt. Med. Klin. **1915**, 132. — HELLER: Ein Bettrahmen zur Lagerung bei schwerem Decubitus und Wunden der Kreuzbeingegend. Chirurg **1938**; Zbl. Chir. **1940**, 1530 — Zusammengesetztes Extensionsgerät für Extensionsbett, Lagerung, Schienen und Extensionsstisch. Zbl. Chir. **1934**. — HELLNER: Zur Behandlung infizierter Gelenkschüsse. Arch. klin. Chir. **204**, H. 2/3 (1934) — Zur Anzeigestellung der Amputation im Felde. Dtsch. Mil.arzt **1942**, H. 9. — HONECKER: Zur Behandlung schwer reponierbarer Schräg- und Spiralbrüche des Unterschenkels mittels temp. percutaner Drahtfixation. Chirurg **1939**, H. 18, 664. — HUNDEMER: Erfahrungen über Gelenkschüsse. Dtsch. Mil.arzt **1942**, H. 2.

IMENO-VIDAL: 1. Ellenbogengelenkschüsse. 2. Schußverletzungen des Hüftgelenks. 3. Kniegelenkschüsse. 4. Unterschenkelschußbrüche. Oberarmschußbrüche. Arch. orthop. u. Unf.-Chir. Bd 41 (1942). — JESSEN: Über die Bedeutung des Periosts bei der Entstehung und Behandlung der Pseudarthrosen. Zbl. Chir. **1926**, Nr 32, 2061.

KLAPP: Tiefenantisepsis mit Chininabkömmlingen (einschl. Gasödem), Gelenks-wunden. Bruns' Beitr. 113 (1918) — Über den Speichenbruch. Zbl. Chir. 1939, Nr 13, 736 — Mein Beitrag zur Kriegschirurgie. Zbl. Chir. 1940, 51 — Weiterer Ausbau der Drahtextension. Zbl. Chir. 1927, Nr 46, 2883. — KLAPP u. BLOCK: Die Knochenbruchbehandlung mit Drahtzügen. 1926. — KLAPP u. RÜCKERT: Die Drahtextension. Stuttgart: Enke 1937. — KLOSE: Erfahrungen über Knie-gelenkschüsse, insbesondere über primäre Gelenksnaht. Med. Klin. 1916, Nr 53, 1385. — KOENNECKE: Erfahrungen über Gelenkschüsse. Bruns' Beitr. 106, 645 (1917). — KROH: Die Eröffnung bzw. Drainage der hinteren Kniegelenkskapsel-taschen vom inneren und äußeren Seitenschnitte aus. Zbl. Chir. 1919, Nr 3, 40. — KÖNIG: Beitrag zur Würdigung oder Resektion des Kniegelenkes nach Schuß-verletzung. Berl. klin. Wschr. 1871, Nr 30, 352. — KIRSCHNER: Beinlagerungs-schienen (Erwiderung). Chirurg 1941, H. 13, 393 — Probebohrung. Schweiz. med. Wschr. 1935 — Arch. klin. Chir. 157 (1929) — In Schmieden-Borchard, Kriegschir.. 3. Aufl. — KIRSCHNER-SCHUBERT: Operationslehre. 1935. — KÜMMELL: Verh. dtsch. Naturforsch. u. Ärzte Innsbruck 1924. — KÜTTNER u. LANDOIS: Schuß-verletzungen der Gelenke. Erfahrungen im Weltkrieg 2, 339.

LAUBER: Über die Knochenlagerung bei ausgedehnten Weichteilverletzungen; Oberschenkelfrakturen. Zbl. Chir. 1941, H. 50, 2332. — LAUBER, KLAPP u. SINTS: Die Drahtextension in der Behandlung der Frakturen, Luxationen, Kontrak-turen mit besonderer Berücksichtigung der Komplikationen. Zbl. Chir. 1939, H. 42, 2265. — LEHMANN: Transportabler Extensionsgipsverband für Schuß-frakturen. Münch. med. Wschr. 1917, Nr. 9, 299 — Primärer Verschluß schuß-verletzter Gelenke. Bruns' Beitr. 115 (1918) — Zur Frage der Resektion schuß-verletzter Gelenke. Dtsch. Mil.arzt 1943, H. 4 — Die Technik und Nachbehand-lung der Kniegelenkresektion. Chirurg 1943 H. 16. — LEICHS: Behandlung und Prognose infizierter Schußbrüche. Z. Orthop. 73 (Beil.-Heft). — LEXER: Allgemeine Chirurgie. 20. Aufl. 1934. — LOEFFLER: Eine neue, die Außenrotation ermöglichende Lagerungsschiene für die Behandlung hoher Oberschenkelfrakturen. Münch. med. Wschr. 1918, Nr 48. — LÄWEN: Operative Behandlung schwerer Kniegelenks-eiterungen. Dtsch. Z. Chir. 200, 517 (1927) — Behandlung schwerer Kniegelenks-eiterungen. Bruns' Beitr. 131 — Primäre Knochennaht bei der Operation schwerer Kniegelenkseiterungen durch horizontale Resektion der Femurkondylen. Zbl. Chir. 1929 — Resektion der hinteren Femurkondylen bei schweren Kniegelenkseite-rungen. Zbl. Chir. 1919, 452 — Über die Behandlung schwerer Kniegelenksver-eiterungen nach Kriegsschußverletzung. Dtsch. Mil.arzt 1942, Nr 3, 661 — Kriegs-chirurgie in den vorderen Sanitätseinheiten. Berlin: Springer 1943 — Über die Lagerung des schußverletzten und vereiterten Kniegelenkes auf der Stufenschiene. Zbl. Chir. 1942, Nr 39 — Über Teilresektion des Hüftgelenkes. Zbl. Chir. 1942, Nr 36.

MATTI: Knochenbrüche. 2. Aufl. Berlin: Springer. — MEYER: Gesamte Chi-rurgie und Grenzgebiete 71, 686.

NIESSEN: In Schmieden-Borchard — Die Drahtextension am Sitzbeinknorren. Mschr. Unfallheilk. 1933, 292 — Drahtextension und Lagerung bei schwerer Beckenfraktur. Zbl. Chir. 1932, 114. — NORDMANN: Chirurgie, 5. Aufl.

OSTERMANN: Beinlagerungsschienen. Chirurg 1941, H. 13, 392.

PAYR: Arm- und Beinschußbrüche, Gelenkschüsse, Gelenkseiterungen. Bruns' Beitr. 96, 529. — PETER, JANNSZ: Eine neue dem Decubitus vorbeugende Art der Aufhängung des Kranken bei Brüchen der Wirbelsäule mit vollständiger (Lähmung) Querschnittslähmung. Chir. Narz. Ruchu (poln.) 1934, — PLAAS: Zur Frage der Amputation bei Kniegelenksvereiterung. Zbl. Chir. 1943, Nr 19.

REIMERS: Über planmäßige operative Eingriffe bei Beckenknochenschüssen, Chirurg 1941, H. 2. — RESCHKE: Zur Entstehung des Decubitus. Zbl. Chir. 1923, Nr 40, 1515. — ROSENTHAL: Über die Behandlung infizierter (Gelenkverletzungen) Schußverletzungen der Gelenke im Heimatlazarett. Bruns' Beitr. 105, 567 (1917). RÜCKERT: Über Entstehung und Behandlung der Nachblutungen bei Schuß-verletzungen. Dtsch. Mil.arzt 1942, H. 3 — Schwierigkeiten und Wandlungen in der Benandlung infizierter Oberschenkelschußbrüche. Dtsch. Mil.arzt 1942, H. 9 — Erhaltung von Gliedmaßen usw. durch stabile Drahtextensionen. Zbl. Chir. 1943, Nr 19.

SEIFERT: Funktionelle Behandlung von Oberschenkelschußbrüchen. Arch. orthop. Chir. u. Unf.-Heilk. **16** (1918). — SCHENK: Die kriegschirurgischen Gelenkschußverletzungen. Dtsch. Z. Chir. **150**, 152. — SCHMIEDEN: Grundsätzliches zur Chirurgie der Kriegsverletzungen der Gelenke. Dtsch. Mil.arzt **1941**, H. 9, 505. — SCHÖNBAUER: Ein einfacher für den Patienten leicht handlicher Hebeapparat. Zbl. Chir. **1922**, H. 24, 862 — Konservative Frakturenbehandlung. Wien 1928. — STRUPPLER: Ausbreitungswege der Eiterung bei Schußverletzungen der Gliedmaßen. Zbl. Chir. **1943**, Nr 10.

TEISCHINGER: Technik des Gipsverbandes unter Frontverhältnissen. Dtsch. Mil.arzt **1942**, H. 2. — THÖLE: Abänderung der Braunschen Beinschiene für den Feldgebrauch. Münch. med. Wschr. **1918**, Nr. 48, 1355 — Nochmals zur Behandlung vereiterter Schußbrüche des Oberschenkels. Münch. med. Wschr. **1918**, Nr 47, 1321 — Die Behandlungen der Schußverletzungen des Kniegelenks. Bruns' Beitr. **112**, 1 (1918) — Die Behandlung der Schußbrüche im Felde. Beitr. klin. Chir. Bd 100, **1916**.

WACHSMUTH: Zur Behandlung der Oberschenkelschußfrakturen im Felde. Dtsch. Mil.arzt **1942**, H. 2. — WESTHUES u. GÖTZ: Schienenlagerung Schwerverwundeter. Der Chirurg **1943**. — WESTHUES: Knöcherne Halbschwebelagerung des Beckens. Chirurg **1942** — Über Bombenverletzungen. Erfahrungen aus den chinesisch-japanischen Kriege. Zbl. Chir. **1939**, Nr 44 — Die in sich geschlossene Bein-Beckenlagerungsschiene zur Behandlung besonders von Oberschenkelbrüchen. Chirurg **1942**. — WESTHUES u. RÜD: Große und kleine Probleme des Kriegs-Gipsverbandes. Zbl. Chir. **1942**. — WESTHUES: Zur Technik der „sparsamen Resektion" des vereiterten Kniegelenkes und besonders zur Technik der postoperativen Behandlung (Lagerung auf dem Knieresektionsbügel). Dtsch. Mil.arzt **1942** — Zur Behandlung schwieriger Extremitätenschußbrüche mit ausgedehnten Weichteilwunden. Chirurg **1943**. — WESTHUES u. RÜD: Die Indikationsstellung bei eitriger Kniegelenksentzündung im Krieg und zur Amputationsindikation. Münch. med. Wschr. **1942**. — WESTHUES: Planmäßige Behandlung von Fisteln nach Schußverletzungen und von Narbenkontrakturen. Tagung der Fachärzte im Wehrkreise XIII, Nürnberg 1941, Münch. med. Wschr. **1943**. — Westhues: Probleme der modernen Knochenlagerung (Bedeutung der Ödeme, des Aufliegedruckes, des Kapillarkreislaufes, der Weichteilruhigstellung) Teil- oder Vollschwebe? M. M. W. **1944** — Kriegschirurgie der Extremitäten ohne Spannbügel, Holzlattengipsverbände. Zbl. f. Chir. 1944 H. 27/28 — Zur Behandlung schwieriger Ellenbogengelenksentzündungen. Chirurg 1944. — WUSTMANN: Behandlung von Phlegm. und Abszessen nach infizierten Schußbrüchen. Dtsch. med. Wschr. **1943**, Nr 43 — Schußbrüche der Gliedmaßen. Verlag Steinkopf 1944. — ZUR VERTH: In Schmieden-Borchard. — YÜ, S. C.: Die Rauchfußsche Schwebe zur Behandlung der Spondylitis. Zbl. Chir. **1925**, Nr 48, 2706. — ZWEIG: Die Behandlung des Decubitus. Zbl. Chir. **1911**, Nr 43, 1437.